JOYFUL LIFE

16

消除百病，暢通人體空間能量就對了！

集氣功、中西醫、調理淨化的人體能量科學療法

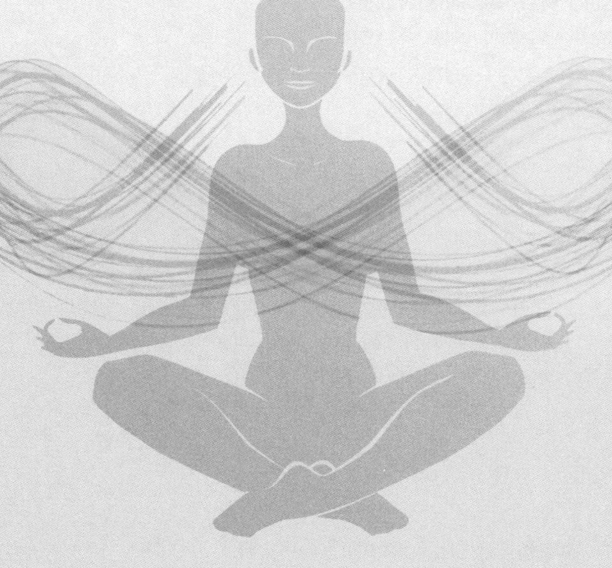

謝繡竹——著

JOYFUL LIFE 16

消除百病，暢通人體空間能量就對了！

集氣功、中西醫、調理淨化的人體能量科學療法

作　　者　謝繡竹
封面設計　林淑慧
特約編輯　洪禎璐
主　　編　劉信宏
總 編 輯　林許文二

出　　版　柿子文化事業有限公司
地　　址　11677臺北市羅斯福路五段158號2樓
業務專線　（02）89314903#15
讀者專線　（02）89314903#9
傳　　真　（02）29319207
郵撥帳號　19822651柿子文化事業有限公司
投稿信箱　editor@persimmonbooks.com.tw
服務信箱　service@persimmonbooks.com.tw

業務行政　鄭淑娟・陳顯中

初版一刷　2023年3月
定　　價　新臺幣460元
I S B N　978-626-7198-23-0

歡迎走進柿子文化網 https://persimmonbooks.com.tw

搜尋 60秒看新世界

～柿子在秋天火紅 文化在書中成熟～

國家圖書館出版品預行編目(CIP)資料

消除百病，暢通人體空間能量就對了！：集氣功、中西醫、調理淨化的人體能量科學療法 / 謝繡竹著. -- 一版. -- 臺北市 : 柿子文化事業有限公司, 2023.03
　面；　公分. -- (Joyful life ; 16)
ISBN 978-626-7198-23-0(平裝)

1.CST: 健康法　2.CST: 能量

411.1　　111021222

推薦序／集氣功、醫學、養生於一書，化平庸為不凡

年少之時，就目睹父親在暗淡的油燈下研讀傳統中醫書籍，也看著父親精心地為形形色色的病人診治疾病。

他一生投身於傳統中醫學研究與修練，以高明的醫術挽救了無數身患絕症、病入膏肓的人。例如，一九九七年六月，經他治癒的胰腺癌末期患者高級工程師左傳明，現今已是耄耋之年，仍健康地生活著。一九九七年九月被確診為血癌末期的民營企業家高玉梅，服了父親調配的草藥四十二天後，複檢正常。從那時起至今已二十多個年頭過去了，高玉梅身體健康，工作瀟灑。身為教師的朱雪丹，二〇〇二年骨癌手術後，癌細胞轉入雙肺並伴縱膈轉移，幾經輾轉，二〇〇六年八月來到正定康復理療院，經郭老師精心治療，四十天後做CT檢查，雙肺正常，現在這位年輕的小姐懷著一顆感恩的心，重新踏上生活的征程。

自小看父親開的處方全是大方，一味藥有時候甚至用到上百克，平常的砂鍋裝不下，只能用

大盆來煎藥。後來，父親從當年的大方逐漸研究到小方治病，這些方法是內修多年的靈感所得，且以臨床事實驗證了小方治病的有效性和可行性。

小方治病沿襲了傳統醫學的精髓，把複雜的中醫簡單化，最終以大道至簡的方法，提出空間醫學理法方藥，讓更多人能在短時間內學會並掌握，更好且更廣泛地為人類解疾袪病。慕名來觀摩學習空間醫學小方治病者，遍布大陸各省市、港臺及海外等地區，為小方治病的可持續發展奠定了良好基礎。不僅解決了民眾看病難、看病貴的問題，也成為醫學發展中的一朵燦爛奇葩。

我的成長過程，可以說是見證了父親的創新和發展。跟著父親學習傳統中醫，似乎是我冥冥之中早已注定的人生旅途。父親引導我學習中醫的入門課，是修練。他說：「要想成為一個好醫師、高級的醫師，就必須懂得修練。當修練達到一定層次後，非但懂得怎樣診治疾病，更能了悟人生。即使不當醫師，從事任何工作也都會得到明確的方向，因為修練是指導人生的一把萬能鑰匙。」當時聽了父親的話，雖然不甚明瞭，但是知道了修練的重要性，後來從《黃帝內經》中了解到修練的重要意義，於是姊妹們每天跟著父親練氣功、打坐。直到今天，打坐靜修是我生活中自然的必修課，數十年的修持實踐，使我獲益良多。

一九八〇至一九九〇年代氣功盛行時期，父親潛心修練，可謂「冬練三九，夏練三伏」，每天早起晚休，孜孜以求，幾乎到了如醉如痴的程度。

功夫不負有心人，父親終於有了收穫，他能夠觀察到人體內部的藏象了。從此，父親改變了傳統中醫的診斷方法，無需診脈即知病因。他並以自身修練之心得，創編了「動意功」，指導人們健身祛病，從國內到國外，受益者不可勝數。曾經有一段時間，父親每天傍晚會到火車站出口處等人群川流不息的地方，觀察過往行人的身體狀況，鍛鍊他的診病速度。

一九八八年，在西安召開的全國氣功師大會上，父親和嚴新等氣功師同臺切磋演練，父親診病速度之快捷、準確，為當時與會者所稱道。也因他快速準確的診治，成了百姓心中的神醫。

但是，父親從未脫離對傳統醫學的深入研究，並且結合自身的修練和醫療臨床實踐，提煉、發展了傳統醫學理論，總結形成了新的中醫學理論——智能醫學，進而又構築了空間醫學理論體系。在對人體修練這門深奧科學的探索中，父親更是勇於涉險和實踐。一九九六年，他帶領一批學生嘗試著運用潛能開中藥處方（父親稱之為「潛意識處方」）。此後大量事實證明，一個人一旦開發了潛能，就會化平庸為不凡。

父親是一個博學的人，智能醫學和空間醫學理論，是他集儒、釋、道、醫各種修練之大成，總結出了開智開慧的理論和修練方法。

智能醫學的產生，鑑於父親在修練中「觀內景」時，發現了人體的諸多秘密，人體的光、人體的場與場象、人體的信息等，從根本上認清了人體的構成和運動變化的實質是物質、能量與信息，透過對其深入研究，發展了傳統醫學「天人合一」論。在醫療臨床上，父親以人體能量公轉、自轉的理論，成功改革了中藥處方，並在臨床中成功治癒了許多癌症和疑難雜症。正如父親在一九九八年三月三日所說的：「中藥處方必須掌握中藥與人體能量運行的規律，方向一致才能夠調功能祛其疾。所講的公轉、自轉，是智能醫學時期提出的〈通天湯〉、〈增物湯〉兩個方劑的加減，足以調整人體的能量運行。〈通天湯〉是人體公轉的主方；〈增物湯〉是人體自轉的主方。自轉必須歸於公轉，公轉必須促進自轉的運動力，用前上、後下及微量藥劑，便可調其能量之運行，其效果大矣。」這是父親在二十一世紀第一階段的處方改革。

父親對處方的第二階段改革，也是最終改革——「小方治病」。小方治病遵循著空間醫學「清除污染，疏通河道，能量搬家，公轉暢通」十六字真言。空間醫學是在智能醫學研究基礎上的進一步深化和完善；是父親在天人合一、明心見性修練的基礎上，打破了病名框框，結合傳統和現代醫學理論所提出的嶄新醫學理論，是父親一生心血的結晶。

空間醫學把研究和解決疾病的著眼點放在人體空間上，為疾病尋找或創造出路，以改變空間能量的運動來改變人體細胞的運動，使之達到正常的健康狀態，即以象調形，形、象互動。在治療上透過運動能量穿越空間，公轉暢通帶動自轉暢通，以整體運動改變局部，以微觀調控宏觀，在人體內部製造更多的空間，並淨化空間，創造良好的內在環境，恢復人體本來的和諧與健康。如此，父親把複雜的中醫簡單化了，讓更多的人了解、認識，更重要的是增益臨床的實踐與應用。尤其研究了「郭氏舌診」，透過網上望診來開方，大大降低了消費，惠及了百姓。

正因如此，一項宏偉的事業，不是一代人所能完成的，要靠後人一代一代地延續、完善、創新和發揚光大。父親雖然離開了我們，但是，他造福人類的信念和在醫學領域的成就，將深深地影響和指導我們及後學者，同時也繼續他那醫學改革和發展的心願！

父親離世後，我一如往常地遵循著他老人家的理念，帶領理療院的全體職工繼續進行體能強化和技能訓練，同時，從全國各地的骨幹中選拔人才進行強化培訓，目的是更進一步提高臨床診療水準，並致力提升病人的福祉，再為小方治病醫療水平增添新氣象；集結更多熱愛傳統中醫、對中藥有濃厚興趣的有志之士的同行，共同發光發熱……

謝繡竹老師來電，讓我為她在臺灣已經出版的《一學就會．空間醫學實修大全》、《空間醫學傳奇——大師的修鍊行腳》、《小方治病大解密》等著作內容，予以系統化、條理化、簡單化，重新整編而成的最新著述作序。

謝老師追隨父親多年，潛心修練、研究，對空間醫學小方治病頗有心得，深得父親的垂愛。尤其，謝老師的最新著作《消除百病，暢通人體空間能量》是一部集氣功、醫學、養生的著作，相信對廣大空間醫學小方治病愛好者大有裨益，也是初學者、中醫愛好者和醫學工作者的學習參考書籍。

正定縣三辰康復理療院院長　郭彥岭

二〇二二年九月二十二日

推薦序／

彌足珍貴的救人醫學

我本人是在一九九八年四月第一次去石家莊郭志辰修養院時，認識了郭老師，也是在那個時候，認識了來自寶島的繡竹師姐。時隔多年，對繡竹師姐認真研習郭老師的空間醫學並有所成就，而今出書介紹讓大家都有機會學到這門知識，本人深為欽佩。

郭老師平易近人，令我無限敬佩的是，他的功夫已達神奇境界。我自己曾親身感受和體會過幾次他空中傳送能量的高深功夫，因為自己的身體自己最清楚。

自一九九九到二〇一一年，郭老師每年都會來香港，為香港智能保健學會的學員授課傳功，高峰期時達七千多名會員，這也印證了郭老師很早之前曾對我說過：「香港智能保健學會將有七千人。」事實奇準！真神人也！所以，我對郭老師一直是崇敬無比，視為能道破天機知未來的當世高人。

二〇〇六年夏秋之際，我到修養院，郭彥岭院長讓我去印尼傳學，我找郭老師證實無誤。

二〇〇八年，我們應邀在印尼萬隆培訓西爪哇的三十位視障按摩師。二〇一〇年與同在印尼的慈濟合作培訓全印尼的視障按摩師一百多人，郭老師親臨指導。同年十月郭老師再去印尼，空間醫學在印尼正式有了傳人，如今在雅加達的佛教大學有開課傳授，把空間醫學帶進了海外的大學殿堂。

郭老師畢其一生心血和精力苦研醫學救人，無怨無悔。在他人生的每個階段都留下了許多精彩的授課資料及著述，尤其是在他人生的最後階段，闡述的思想理論和經驗，更是讓人醍醐灌頂，也愈加彌足珍貴，必將成為後人修學的寶貴資料。

令人欣慰的是，如今的三辰理療院和宏圖按摩師培訓學校，每個月都有來自各地的求學者上門學習；在印尼雅加達的 Nalanda 大學也正在培養許多空間醫學人才。待到空間醫學桃李滿天下，達成郭老師「造福人類」的宏願之時，定可告慰老師的在天之靈，吾輩更以老師為榮，不悔此生之機緣與不輟跟隨。

香港智能保健學會原會長　朱錦雄

二〇二二年九月二十五日

序言／

重溫童年記憶中藥櫃裡的各種奇妙氣味

我做過一個很神奇的夢，至今仍清晰記得這個夢境。

在夢裡，我去了一個陌生的地方，四周的景象很模糊，宛如置身雲霧之中。在環顧四周之後，我發現有一間斗室，而且從它的門縫中透出光，「斗室有光！」我不假思索地用力把門推開，頓時燦燦光芒從斗室裡流洩而出。在好奇心的驅使下，我進入了斗室的異想世界裡。

一進入斗室，我發現裡面堆放著各種曬乾的藥材，緊接著，有一位少年從斗室的深處走出來，手上還拿著曬乾的藥材，好像是一位藥童！他一步一步地向我走來，就像對待久別重逢的知己，向我講解他手上的藥材。

我專注看著這位藥童熟門熟路地穿梭在斗室裡，走在藥材之間，才發現原來這個看起來小小的斗室竟然如此寬廣，而且藥櫃裡堆滿了各種不同的藥材，完全超乎我的想像。

當藥童拿了一把木梯爬上閣樓，抽取藥櫃的抽屜時，一股奇妙又熟悉的氣味瞬間撲鼻而來，這股味道似乎蘊藏在我的記憶中，我感覺到其中流動著神秘而偉大的力量，同時也勾起了我內心記憶猶深且無法忘懷的那個味道，把我對家族的情感記憶完全地從抽屜裡抽取出來。尤其是當這位藥童拿著一株株的藥材進行講解時，每株藥材都充滿著我對祖父和家人的愛與思念。這個斗室奇幻旅程的夢境，讓我彷若進入了時光隧道，重溫兒時記憶中藥櫃裡各種奇妙的氣味。

***

我的祖父謝澄炳是一位小有名氣的中醫師，在成為中醫師之前是鄉間地區的郵差，在沒有交通工具的情況下，送信途中都要跋山涉水，無論風多大、雨多強，一定使命必達地為鄉親送信。祖父背著背包，翻山越嶺地徒步送信，生活過得很拮据，但他在身心充滿壓力的情況下，仍懷抱著希望和夢想，秉持著客家人的「硬頸」精神，在送信之餘不忘自學傳統醫學，後來更取得了中醫師執照，從原本的郵差變成一位中醫師，並且靠著退休金在家鄉開了一家中藥店——「仁生堂」。

打從我有記憶以來，藥櫃裡的那些中藥材便是家中的一道風景，也是童年的一種特別且健康天然的零食。那時候，家裡並不富裕，大人沒有閒錢給小孩買糖，所以家裡各式各樣即拿即吃的中藥，就成了我童年的零食。

每一種中藥都有不同的味道和特性。每天傍晚，祖父去洗澡、吃晚餐時，我就會幫忙顧店，這也正是我進行品嚐與嗅聞氣味來辨識各種中藥的最佳時機。年幼不識字的我，其實看不懂也不理解上百種藥櫃外面所寫的藥名，更是記不住經常偷吃的中藥材究竟放在哪個確切位置，於是就憑著嗅覺對藥櫃裡各種奇妙氣味的喜好來做選擇。

在我的印象中，最喜歡的是紅棗、黑棗，我喜歡選大一點的，比較有果肉，會比較Q甜好吃，吃起來也比較過癮。不過，畢竟紅棗、黑棗的價格比其他藥材高，祖父在發現我會偷吃中藥後，就不定時地移動紅棗、黑棗的位置。若是它們被放在高高的隱密處，我拿取不到時，就會拿甘草來吃。甘草咀嚼起來有甘甜的味道，香氣也令人回味無窮。我也喜歡拿酸甜的山楂片，或是抓一把味道清香的枸杞子來吃。我最不喜歡的是鹹橄欖，而對黃連的印象就是苦到不行。味道比較重的都令我難以忍受，只要嚐到麻辣苦鹹或辛涼感的中藥，都會馬上吐出來。

祖父的藥店裡，有一間堆放著大包、小包藥草的倉庫，飄出來的氣味有時淡淡的，有時很濃郁，所以每次我經過倉庫時，都會刻意停下腳步來聞聞看。兒時這些對氣味覺醒的經驗，有助於我在日後探索中藥四氣（指藥物的寒、熱、溫、涼四種特性）五味（指藥物的辛、甘、酸、苦、鹹五種味道）對身心能量的影響，也為我學習傳統藥草學奠定了良好基礎。

***

這個斗室奇幻旅程的夢，喚起了我埋在內心深處的記憶與經驗，也讓我回憶起人生中的第一個打工經驗是在藥店裡當小藥童。我最常做的工作，就是把藥放進純鐵的藥缽裡，再由祖父用杵搗藥。大多時候，我都是在一旁認真地看著祖父自己進行藥材的各種加工處理，然後再以挑選、篩選、風選、洗、漂等方法，去除附著及混雜在藥材裡的泥土、砂石、異物和霉敗物，另外就是隨時等待可能獲得的打工機會。

我最喜歡的工作就是幫杏仁剝皮，因為我喜歡聞杏仁所帶有的特殊氣味。北杏仁在加熱處理後，要先去皮才能拿去曬乾，而在我幫忙剝好杏仁皮後，祖父就會給我零用錢。這是我童年記憶裡的快樂妙方。

有時候我也會躲在角落，偷看祖父為患者把脈問診的情形，有的病患在看完診之後，也會坐下來跟祖父話家常。我聽不懂他們在聊些什麼，但似乎是祖父在安慰或開導患者。後來才聽父親說，祖父的強項是治療婦科疾病，除了在地民眾，還有遠從外縣市特地來求診的；而且，祖父除了會行醫治病之外，也懂得山、醫、命、相、卜，稱得上是一位兼具身心醫療的中醫師。

之後，我又聽鄰居長輩說，曾祖父謝開金是一位了不起的民俗大師，功夫了得，傳說會飛簷走壁，騰空而起飛躍三張圓桌。這些奇聞異事，以現代的語言來說，就是具有特異功能。

事實上，我從未見過曾祖父，但我身上有他們的基因；再加上我自小就在中藥材圍繞的環境中成長，而且，在耳濡目染下接觸中醫的父親與叔叔們，家族聚會時的話題也總是圍繞著共同的興趣——中藥。這些成了影響我人生的一股深刻隱性力量，對我來說有很大的幫助，讓我在探索學習中藥時深受啟發。這種能夠以多角度思考中藥的能力，一步步協助我學習及領悟古代醫學，帶我深入經典傳統醫學的核心精髓，對日後鑽研人體空間醫學之二十五味本草具有很大的意義，也使我對於理解空間醫學的小小方治病有了更深層次的了解。

***

祖父為人治病到八十三歲，當時父親與叔叔們考量到祖父年歲已高，生活無虞，應該在家享清福，祖父也欣然接受。但祖父在結束經營三、四十年的中藥店後，經常神情落寞地坐在門前，終日無言無語，並在隔年初春長逝。

祖父直到生命最後一刻，才說出在眾多兒孫中無一人可繼承衣缽成為中醫師，令他感到有些遺憾。當祖父說出心裡最深的盼望那一刻，我的心頭隨之微微一震。其實，我始終都沒有想過要成為一位中醫師，但不知道為何祖父在生命最後一刻所說的話，卻深深觸動了我的心靈。但同時我也體認到，自己不可能成為中醫師，因為我從高中畢業北上就學、工作之後，就再也沒有機會接觸到傳統醫學了。

孰知，命運的巧妙安排，讓我有幸遇到動意功創始人——郭志辰老師。我在跟隨郭老師學習動意功的氣功站樁三年多後，突然接連好幾個晚上都做相同的夢，夢見郭老師在傳授中醫藥草學，介紹藥草屬性及其在人體能量運動中的作用。在我打電話稟告郭老師後，才知道這幾天他在河北省石家莊創立的修養院（後更名為「正定康復理療院」）傳授中醫藥草學。

郭老師是從傳統醫學起家的，十一歲便拜師學醫。當時郭老師雖然年僅五十三歲，但對傳統醫學的研究已超過三十年，而郭老師正式對外傳授傳統醫學藥草學是在五十三歲（一九九五年年底之際）。當我獲知郭老師正在傳授傳統醫學藥草學的訊息後，回想起了童年記憶中藥櫃裡的各種奇妙氣味。我的人生在此因緣際會下轉了一個大彎，又重新開啟進一步學習研究傳統醫學的生涯規畫。當下我就決定從臺北搭機到河北石家莊，向郭老師學習傳統醫學。

好幾次，我在學習上遇到了難題，對枯燥、艱澀的醫學理論感到頭疼，但正因為有這股熱情，讓我不畏艱難地一路向前，而這個過程也剛好逐步化解了我身心能量的一道道關口，使我體會到真正的學習是要能實際解決問題的。我非常享受這樣身體力行的學習，反而更能激發我的思考，找到自己天生的優勢及強項，釐清自己的使命，找到人生的價值及意義。所以我就想要把天賦賦予我的責任，以及帶給我的一種特別的能量，分享給大家，那就是我的使命所在。

因為我找到了與生俱來的天賦，生命從此徹底改變，並朝著這個被賦予的方向與目的前進，這個方向便是：重新整編人體空間醫學。其實這一切遵循著清晰明白的特定軌跡而行，首先在夢境裡，兒時記憶中藥櫃裡各種奇妙的氣味之旅就已經展開了，讓我更堅定而踏實地前進，直到一九九五年突然連續好幾個晚上都夢見郭老師在傳授傳統醫學藥草學的夢之後，終於看到了我在找尋的目標。

感謝郭老師多年的諄諄教誨，雖然郭老師離開人世間十一年了，但往事一幕幕浮在眼前，我總感覺到郭老師就在我們身旁從未離開。現在，距離兒時記憶中藥櫃裡各種奇妙氣味的年代已經很遙遠了，但因為斗室奇幻旅程中的夢，使我記起祖父生前心裡最深的盼望與遺憾。我把對先祖、祖父和郭老師從未離去的思念與感恩，轉化為持久的動力源泉，寫給本書的讀者。

謝繡竹

目次

象之篇

空間本草篇

前言／
人體空間醫學概論

人體空間醫學是由河北省石家莊市的郭志辰老師所創，乃是結合中醫傳統理論、動意功氣功內視法，以及五十多年的臨床醫療經驗，所發展出的一套將醫療養生和修練融為一體，理論與實務兼具的人體空間能量療法，以「公轉暢通」做為人體空間醫學的總則。The Parthenon Publishing 出版的教科書《替代醫學》（Textbook of Complementary and Alternative Medicine）第二版中，即引用了人體空間醫學的基本理論。

二〇〇六年郭老師受邀參加加拿大替代醫學與北美自然健康產品年會（簡稱 NHP），〈人體空間醫學〉榮獲演講一等獎，加拿大綜合醫學研究院（Canadian Institue of Complementary and Alternative Medicine Research）授予「終身名譽教授」。二〇一二年，「郭氏八穴」經聯合國教科文組織認定，榮獲正定縣（河北省石家莊市）「非物質文化遺產」。

人體空間醫學把貫穿人體後中線的督脈和前正中線的任脈，所連結而成的一條縱行的能量通道，稱之為「公轉大道」，運行的路徑是從下丹田向上運動，經過肚臍、膻中、百會，然後向後方行經大椎、夾脊、命門，至尾閭，經會陰返回肚臍，再轉向前方上行，周而復始地循環不息。所以，「公轉暢通」就是時刻保持人體能量通道暢通無阻的意思。

這是郭老師畢生經驗的理論總結，主要以人體的四焦（四大空間，詳見後文說明）做為研究的首要領域。治療方法以打破病名、參考症狀、尋找病因為主，並非針對某一具體病症或某一個臟器本身，而是著眼於軀體和臟腑之間的空腔部位進行調理，尤其是位於胸腔和腹腔之間的間隙（橫膈膜），以及人體脊背內側和臟腑之間的另一個空腔：外焦（整個背部空腔和腰部骨盆腔），因為是以人體內在空間進行研究並探索創新的治療方法，所以稱為「人體空間醫學」。

基於對人體內在不同空間的探索，區分為三大篇：

道之篇

1探索人體公轉軸線上的原動力、氣機升降出入樞紐。這是由「心腎相交」和「脾胃升降氣機」，以及生理動力系統，三股能量在公轉大道軸線上交互作用並共振，所形成的連鎖效應。

2外焦是重新啟動公轉暢通的發動機。

3清肺是公轉一氣起落之關鍵部位。

象之篇

人體空間醫學發現了人體空間「象」的變化，「象」的物質基礎是能量，是空間流動的精微物質。在人體空間內游動著許多黑點，看起來隱約模糊，極像是來來往往的人，實際上，起因是物質和能量不能疏散，從而形成淤滯所致，這會影響人體細胞之間的濃度、溫度、壓力的運動變化，影響了細胞的消化，形成物質和能量的碎渣。

因為象的型態很多，無奇不有，所以郭老師將其統稱為「影子科學」，作為探索空間信息與治療無形疾病的理論依據。

空間本草篇

空間本草充分體現了藥物的運動性，也可以稱為「運動本草」，藥物的性味產生了局部的壓力差，在壓力差的作用之下，帶動人體能量沿著公轉軸轉動。

小小方治病的二十五味本草，以獨活、蒲公英、當歸、佩蘭、香附、桂枝這六味藥為基礎，從中選取三、四味，每味藥的用量在一克至七克之間，組成「小小方」，也就是以藥味精、藥量少，追求四兩撥千金的功效。

小小方治病的原理精髓，透過小小方的少劑量處方，能夠做到以下幾件事：

1調整促進及推動人體公轉的運行，其作用力可以促使能量繞著公轉的轉動軸運行。

2應用（拉大）藥物劑量的比例，來製造升浮、降沉的撞擊效應。利用藥物的「場」，即藥物之間比值的增大或減少，來改變太陽區（背部和腰部空間）的壓力，從而調整一個人整體的能量運行，此為調治人體最簡單的方法。

3利用槓桿原理的核心本質，把更多力量聚焦到一個「點」上，以聚力、借力，使微小的劑量發揮更大的效用。

4以靜制動、以弱勝強。

總結

空間醫學的小方治病，是用中草藥來開合人體的細胞，均衡細胞內外的壓力，並朝向公轉整體統合的方向，來達成整體壓力的調適，確保氣機運行暢通。對所有疾病和症狀都採取這個觀點，沒有例外。

道之篇

第一章 公轉暢通，大道之行也

根據我的個人經驗，如果你想要高效學習人體空間醫學（以下多簡稱空間醫學），以及學會空間醫學的小小方，最好的策略是找到學習的最佳路徑和順序，還有一個關鍵，就是要選定一個核心信念。

我跟隨郭老師學習醫學二十年，從動意功、智能醫學到空間醫學，甚至在郭老師辭世後的十一年間，這三十年來從未間斷過。

談到我對空間醫學的體悟，大部分的人都深信我是因為接收到郭老師信息的召喚，所以對空間醫學有更多的領悟，事實上也是如此。

郭老師在對外正式傳授中醫本草學之前，我也曾做過類似的夢，夢見郭老師在傳授中醫本草學，當時在夢中，我聽不清楚郭老師講課的內容，只記得郭老師拿了兩張講義給我。這些夢境傳遞的訊息，可能都深深啟發了我，進而領悟出空間醫學的智慧和哲理。

當我更深入完整地探索及認識傳統醫學本草學後，敏銳的覺性和思想穿透力，開始讓我的夢境發生變化，經常做一些奇怪的夢。我夢見自己穿越時空，見到了古代醫學家。夢中，我與一群朋友去旅遊，途經一幢古樸的中藥店，於是我提議前往一遊，但其他人卻不感興趣，我只好獨自去探訪。進入後，剎那間，彷彿時空倒轉，眼前的景物倒轉至古代，有一位身著古裝的人坐在大廳裡。當時，我的直覺反應是，此人正是張仲景。於是，我走上前去，請求他向我傳授中醫藥草學，就在張仲景同意收我為徒的同時，他的臉突然變成郭老師的面容，更奇怪的是，過了一會兒，又變成另一個人，當下我的直覺反應是，此人是《內經》的作者——黃帝。我一直無法理解，為什麼夢裡坐於大廳的張仲景會瞬間變臉為郭老師，接著又變成黃帝？莫非這是我此生被賦予的天賦與使命？

其實我跟大家一樣，在長期學習及實踐一門充滿了科學和哲學的學科的過程中，也會覺得挺枯燥乏味的，曾多次想要放棄。當我想放棄的時候，是什麼動力讓我堅持下去？

因為我體悟到人體空間醫學其實是一種生活醫學，正是因為空間醫學的內容中，這些樸實的想法和信念，支持我心無旁騖地專注學習，一路與信念同行，並做好推廣空間醫學這件事。

我是怎麼做到的？除了接收到郭老師和醫學先聖的信息召喚之外，我在整編郭老師的理論時，也付出很多的努力和心血。雖然我把郭老師的理論鑽研至深，但得其精髓的學習法，是因為我發覺了空間醫學的空間論講述的其實就是內觀和內視，既是修練術，也是心理學中所稱的內省法（自我觀察法）。

有段時期，我每天下班回到家後，就勤於研讀《傷寒論》與《黃帝內經》，只是研究了半天，就是看不明白，覺得這些內容非常高深莫測，難以理解，想看卻又看不下去，而只要有放棄的念頭出現，不踏實的感覺就會從心底冒出來。

幾經思考後，我決定先從本草學的基礎下功夫，於是改讀《本草綱目》。結果往往是苦讀整晚忘光光，花了很多時間背誦，卻始終記不住中藥材具有的各種藥性，即便記起來了，也不知道如何讓這些藥材從書本裡走入現實生活中，為己也為他人所用。突然，我感覺本草學不像兒時記憶中那樣有趣了，也找不回兒時對中藥氣味的辨識力。

在自信心飽受挫折下，我並沒有因此自我否定，或是懷疑夢境給予我的啟示，因為我心裡很清楚，學醫學的目的很崇高，需要在一定的理論知識基礎上終生學習，這是一生的事。這個想法帶我找回學習傳統醫學的熱情，並且一直堅持下去，始終非常努力地學習。

直到有一天，一個不經意的瞬間，我實際感受到自身的身心能量和公轉暢通兩者的互動，這對於我的核心觀念的形成具有重要和深遠的影響，也使我深刻體會「公轉暢通」這個理論所蘊藏的意涵竟然如此之深。

在此之前，我始終認為天道酬勤，一直拚命學習的學生就是好學生，於是不斷地深入探索、感悟、學習，但卻缺少了「信仰的核心信念」，也讓我學習的道路沒有向下扎根。

當我重新認識空間醫學之後，才深刻體會出郭老師透過畢生實踐、提煉和感悟，總結出以

「公轉暢通」做為空間醫學總則的巨大意義。我循著這個思路，循序漸進地建構出以「公轉暢通」做為核心信仰，並感悟出公轉借助生命的本能之力對醫學養生的指導作用。這不僅為我帶來前進的動能，也幫助我突破框架，將所學習的理論相互連結起來，在有序化的理論和能量運動下，使我獨立思考出自己的方法，也能把在氣功站樁過程中體悟到的人體科學融會貫通，做為學習及研究空間醫學的基礎，這彷彿又把我帶回到覺得嗅聞中藥氣味很美好又有趣的童年。

奇妙的是，我也終於明白了為什麼夢裡坐在大廳的張仲景的臉，突然變成郭老師的面容，過了一會兒，又變成是《內經》的作者黃帝，其實這就是郭老師經常說的空間文化（指超越時空的信息）的傳承。

傳統醫學以文化為首要的傳承，郭老師的面容忽而變成張仲景或黃帝，這種變化象徵了傳統醫學文化傳承在不同時代形勢下的反映。這種深層次的文化精神是一脈相承的，這些都是先哲們的經驗和生命故事，存在於宇宙大自然空間當中，是空間文化傳承的內在精神動力，並且可以超越空間的阻隔，持續啟發我們獲得更多學習的靈感。

當我深入體驗公轉暢通的過程時，發現公轉會以一種完美安排好的順序呈現，這也就是「大道之行也，天下為公」。意思是，在大道暢通的時候，體內大空間是各臟腑、組織、器官、系統，乃至於所有細胞所共有的，那個大道就是身心能量順流的空間通道。同時，我體悟到，在上下往復循環不息的整體連動運作下，能使「心腎相交」和「水火既濟」這兩股力量達到融洽平衡，繼而啟動脾胃氣機升降出入的樞紐，又將五臟六腑連結起來，形成了生理的動力系統。所以，公轉暢通是在公轉大道軸線上，形成三個層次的交互作用及其效應。

我選擇以「公轉暢通」做為核心信仰，是因為我摒除了病氣的思維，深入理解到空間醫學不採取「虛則補之，實則瀉之」的補法或瀉法，更不是採取對抗和消滅疾病的方法。由此，我找到了學習的最佳路徑和學習順序，進而掌握到在公轉大道軸線的三個層次上的連動關係，不僅可以提升我對「心腎相交」和「水火既濟」的理解，也更能分析空間醫學「大脾胃論」與「心腎相交」和「水火既濟」，在公轉暢通上各自起著怎樣的作用，彼此之間又有什麼不同，才能使公轉暢通有效運行，達到相輔相成的效益。因此，我理解到以三點一線的能量運動做為人體空間醫學治療的總則，也就是：在公轉大道上迴旋式的升降，借力使力，借助「心腎相交」和「水火既濟」生命的本能原動力之槓桿的力量，連結了五臟六腑的動力系統，確保公轉暢通，以達到健身祛病、推遲衰老和延年益壽的目的。從這個意義上講，空間醫學不是盡力去治病，而是調節人體空間通道上的壓力與濃度，其實也是一種生活哲學。

在學習及推廣空間醫學的道路上，我的目標一直很明確，就像公轉大道一樣清晰。公轉大道幫助我先認識自己，找到正確的思考路徑，帶領我有順序的學習。公轉暢通是我在醫學養生修練上，一直以來所堅持的一個核心信念，保持初衷很重要，這能指引我往前邁進的方向，另外，我也謹記在心的是，要讓自己有更多彈性去發現公轉大道的其他可能性。比如，學會和本草對話，才能讓你抓準每一味本草的專屬節奏，以及如何使本草臣服並歸屬於公轉大道上。我也認識到，癌症是人體所有細胞共同創造的一個「高秩序」的能量場，就像擁有一座核電廠在身上（詳見第九章）。

雖然我花了三十年的時間，才懂得了這番學習醫學的醒悟，我的經驗也會成為歷史，我很樂意獻給走在醫學養生道路上的每一位學習者，讓更多人有學習與成長的機會。

首先，就以「公轉暢通」做為揭開人體空間醫學理論的序幕。

何謂公轉暢通

在人體空間醫學中，所謂的「公轉」是指人體的能量通道，而「公轉暢通」就是時刻保持人體能量通道暢通無阻。

「公轉大道」是指貫穿人體後中線的督脈和前正中線的任脈，所連結成的一條縱行幹線的能量通道。運行的路徑是從下丹田向上運動，經過肚臍、膻中、松果體、百會，然後向後方行經大椎、夾脊、命門至尾閭，再由會陰返回密室（女子宮、男精囊），接著轉向肚臍前方上行，如此周而復始地循環著。

因此，「公轉暢通」就是把任督二脈陰陽之氣（以陰陽來說，任脈屬陰，督脈屬陽）合而成一氣，在公轉大道上下往復循環不息，轉了一圈又一圈，其作用就是貫穿人體的四大焦（上焦、中焦、下焦、外焦，又稱四大空間，詳見後文解說），使人體空間能量運行源遠流長，同時也是一個喚醒人體高秩序能量的過程。

公轉大道是一條繞著中樞空間通道為主要軸線來運轉的主幹，這條大道上所有穴位點之間，需要時刻保持著能量的暢通，才能連成一整條線的公轉運動。所以公轉貫穿於人體的諸經，貫穿於血海、腦髓之海、氣海、水穀之海，使能量在四大海中匯聚，進行交合、混化、異化，從而生成了新的物質能量。

不過，這一條運動軸線包含了人體內部能量的公轉和自轉。

公轉，是指人體內部能量從會陰向上運動，上行走的是任脈經絡的路線，寬度則是任脈左右各寬出兩吋，從會陰向上以螺旋運動經過肚臍、膻中，再朝向松果體前進，並在到達百會時就轉往向下，下行路線走的是經絡脈外空間的路徑，掌握的是空間運行的方法。這股能量會在瞬間從後腦勺以垂直向下墜的態勢，快速流通到後背部，經過大椎、夾脊、命門等穴位後，再由會陰返回密室（女子宮、男精囊），接著又轉向肚臍前方上行，如此周而復始地循環。所以，公轉是由螺旋和垂直這兩股一上一下循環往復的能量，所連成的一條環狀路線。

所謂自轉，是人體的每個細胞都在進行細胞內物質與細胞外能量的相互轉化，其輻射的能量圍繞在細胞本體周圍，這種能量運行遵循一定的規律，即自左向右圍繞細胞本體運行，是橫向水平面的運行。人體的臟腑均由細胞構成，臟腑的能量也都圍繞著臟腑本體進行自左向右的運行。

公轉，是人體內能量高度集中的統一運行，牽動人體內部所有自轉的運行，貫穿於人體四大空間，就像地球繞著太陽公轉般的慣性運動。同時，人體內部能量的公轉和自轉，與人體的大小循環有著相似之處。

人體的循環是小循環推動大循環，大循環的運動力之大小，與小循環的回流有著密切的關係，若能加大小循環的回流，就等於加大了大循環的動力，因為回流的能量有助於刺激並推動大循環的運動力。因此，左心室血液的輸出與右心房血液的回流有密切關係；血液回流的多少，決定了血液輸出的多少，若是降低心臟右側空間能量的濃度與壓力，有助於增大右心房的血液回流，同時增強小循環的動力，促進左心室血液的輸出，加強大循環的動力。而自轉與公轉的關係與此類似，自轉有助於能量的回流，加大公轉的運動力。

換言之，自轉是能量的回流，公轉是能量的輸布，人體空間能量運行之所以源遠流長，在於百川能量回饋。百川入海歸源，將各細胞群體所輻射的能量注入外焦空間，通過尾閭到會陰，回到能量生發的源頭。公轉與自轉相互依存，相互促進，自轉為公轉提供運動動力，公轉又帶動刺激了自轉的運行。

因而可知，高秩序的能量原本就在公轉大道上，是每個人本自具足的內部自我調節能量，你只需要公轉暢通，使貫穿了人體四大焦（四大空間）的能量循環往復，那麼高秩序的能量就會像是一座核電廠提供源源不竭的電能（後文會有詳細的解說），並找到一條返璞歸真的路徑。

接下來，就從何謂人體的四大焦，開始進入本書的主題。

人體空間醫學的四大焦（四大空間）

所謂人體空間醫學的四大焦（四大空間），是郭老師在傳統醫學特有的上、中、下三焦概念之下，又發現了人體的第四焦——外焦。至於三焦和外焦最大的差別，我認為是有序和無序的不同。三焦屬於有序性，外焦則屬於無序性。一旦公轉暢通，貫穿了人體的四大焦（四大空間）的能量循環往復，等於是把有序、無序連接起來，就能達到治療和養生的目的。

但在四大焦（四大空間）之外，更重要的是在人體內部建立高秩序的能量。我們要正確地使用自己高秩序的能量，這麼一來就不必向外求，只要向自己的四大焦（四大空間）去尋找生命本能的能量就行了。因此，只要我們公轉暢通了，高秩序的能量就會像是一座核電廠，能夠提供源源不竭的電能動力與健康能量。

可以說，人體空間醫學理論問世的關鍵所在，就是郭老師發現了人體的第四焦「外焦」，這在臨床上對查找病因和對症治療是很重要的參考指南，也是人體空間醫學最核心的本質特色。

三焦是上焦、中焦、下焦的統稱，位於胸腔與腹腔位置，以橫膈膜與肚臍將胸腹腔區隔成為三個區塊。從部位而言，上焦指橫膈膜以上的部位，包括頭、心、肺在內；中焦指橫膈膜以下、肚臍以上的部位，包括脾、胃、肝、膽等臟腑；下焦指肚臍以下的部位，包括腎、大腸、小腸、膀胱、下肢。

因此，三焦是血氣和津液運行至五臟六腑的途徑，與其他腑器不同，並無實體。郭老師在研究的過程中，發現到三焦有名而無形的這個問題，因此西醫在解剖系統中並沒有找到類似的功能或器官。而《黃帝內經》對三焦的某些具體概念的論述也不夠明確，所以古今醫家對三焦的論述難有明確而一致的說法。

郭老師經過幾十年的臨床經驗和向內觀察後，發現三焦就是軀體和臟腑之間的空腔，位於胸腔和腹腔之間的間隙，是無形而不可見的，但有邊界，並對應在上焦、中焦、下焦的臟腑器官，各臟腑器官必須要局限於既定邊界內的局部空間中，才可以各司其職，發揮功能。

從中醫的角度看，三焦實際上是五臟六腑全部功能的總體，與身體中氣的活動及水液的運行有關。《黃帝內經》對三焦的生理功能有這樣的總結：「上焦如霧，中焦如漚，下焦如瀆。」這一句話就告訴我們，三焦在生理功能的有序性。比如，「霧」指上焦的宣發功能，氣、血及津液會被宣發、布散全身，若霧露之溉，故稱「上焦如霧」。中焦如漚，「漚」指中焦的消化功能，當脾胃運化及腐熟水穀食物時，水穀會被分解消化，如化為泡沫的過程，故稱「中焦如漚」；

「瀆」指下焦排泄濁物的功能，下焦會分開清的部分與濁的部分，並將濁的部分排出體外，這些廢物就和沼澤一樣，故稱下焦如瀆。

由此可見，三焦通暢，則水液及氣機運行暢順無阻；相反的便會引致氣化功能失調，影響各個臟腑間的調節機能並導致病變。三焦在有序情況下才可以各司其職，發揮功能。那麼第四焦的無序又是什麼？郭老師又是如何發現第四焦的？

公轉大道縱貫四焦的發現

在課堂上，郭老師曾經多次談到他發現外焦的過程，是源於他對整個腰背部進行能量疏導的探索，以及對先哲張仲景的《傷寒論》醫學思想的研究。然而，對外焦有突破性的研究發現，是他在進行能量疏導時，內視發現到各臟腑的後壁有一個大空間，其中的能量是呈現縱軸、由上（背部）而下（腰部）在空間裡運動。也就是在脊背內側和臟腑之間，還存在著另一個空腔，包含整個背部空腔和腰部骨盆腔，具體部位是在人體的背部，上自百會，下至會陰，並涵蓋了左右肩胛和兩胯（腰和腿之間的部位）。所以，第四焦與《傷寒論》的太陽經脈（脊柱兩側的膀胱經）有很大的不同，是人體背部內側空間區域，外與大自然相接，內與人體五臟六腑相接之通道，所以一切疾病根源在於外焦空間內（詳見第四章）。

直到我真正悟通外焦，並遵照著去實踐公轉暢通後，才發現外焦是人體空間醫學最核心的本質特色，它是造物主的智慧，是送給人類的一個奇異禮物。外焦具有無條件地接受並給予三焦療癒空間的功能；人體各臟腑的能量投射均匯聚於外焦，所以外焦負責統領三焦，既是人體能量運動變化的總樞紐，亦是能量疏散和灌注的主要通道。因此，外焦屬於無序性，其作用是用來探索那些投射在這個大空間的能量所呈現的陰影。

郭老師在長期臨床觀察後發現，各臟腑輻射的能量都會匯聚於外焦，所以一切疾病的根源都可以從外焦找出端倪，能增進對於疾病成因、發展與影響的了解，並做為預防、診斷及治療之方法。因此，空間醫學的四焦，是在傳統醫學特有的三焦概念之下，再加上人體的外焦，合稱四焦；而因為這四焦都是空腔結構，所以也稱為「四大空間」，都是人體能量的通道。

我們在學習醫學和治療方法上，都只著重於三焦在生理功能上的有序性，卻忽視了外焦這個大空間區域。人體空間醫學不僅打開外焦的大空間，進行了生老病死的探索與研究，也認識到公轉暢通貫穿了人體的四大焦（四大空間），也就是從膻中到百會，然後向後方行經大椎、夾脊，從有序到無序；再通過尾閭到會陰，從無序返回到有序。在有序無序、無序有序的相互循環作用下，每個人本自具足的內部自我調節能量，就會像冬去春來、陽氣生發那樣，喚醒原本就在公轉大道上的高秩序能量，進而維持公轉並且往返璞歸真的大道上暢通前進。

三焦和第四焦位各自在不同部位及空間對應配置下，對人體的功能、運作歷程各有不同影響，但又有相互依存的關係，而且最終都要相互貫穿並連結成一條縱行幹線的能量通道。因此，公轉暢通是一條縱貫四焦的大道，能讓四大焦持續相互依存並保持連結。

公轉與傳統中醫和氣功周天的差異

公轉暢通，乍看之下似乎與道家的「轉周天」是相同的。同時，空間醫學的公轉大道，即是貫穿人體後中線的督脈和前正中線的任脈，連結成一條縱行幹線的能量通道，這與傳統中醫既有相似之處，又有不同之處。

公轉與轉周天及傳統中醫的不同之處是：公轉大道的上行路線是走在任脈的內壁及脊柱的前方，並且往左右各開展兩吋寬度；而下行路線則是經絡脈外空間的路徑，以督脈為中線，也是往左右各開展兩吋寬度；公轉大道運行的路幅較寬廣，能得到腎中之陽升降原動力的重要作用。所以，公轉暢通循環往復其道，就是陽氣的歸來，本身就是升陽補氣法，因而空間醫學不採取補法或瀉法。此外，公轉已經包含了氣功周天功的基本練法。而相較於傳統中醫把任督視為兩條經脈，公轉則將二者貫穿並統一，進而對人體的陰陽進行綜合性調整，在運行過程中能調節臟腑的能量盈缺。

首先，我們先來探索公轉和道家的轉周天的差異。

腎中之陽是人體升降的原動力

我依著自身經驗不斷摸索，試圖從兩者的相同點發現其間的關連和相異點在什麼地方。我會如此熱衷於公轉暢通和道家周天，是因為在練習動意功之前，我練習了將近兩年的道家周天功，對其有基本的認識和了解。我認為，唯有認清彼此的差異，才能更認識公轉暢通。

人體空間醫學公轉的能量循環路線，是從丹田向上運動，經過肚臍、膻中、百會，然後向後方行經大椎、夾脊、命門、尾閭至會陰，再轉向前方上行，周而復始地以環形自動運轉。這是從胸腹部上行，再從後背部下行，採取了「取坎（水）填離（火）顛倒顛」的方式，心氣從後背部下行、下通於腎，即心火下交於腎，以資助腎陽、溫煦腎陰，使腎水不寒，維持腎陰腎陽平衡協調。腎水從胸腹部上行、上濟於心火，即腎水上承於心，使心火不亢。心火與腎水上下交通，水火互濟的關係，稱「水火既濟」。

氣功的小周天是把內氣在丹田發動後，丹田部位會產生一股熱氣流的感覺，然後讓這股熱氣流從下丹田出發，經會陰，過肛門，沿脊椎督脈通尾閭，腎氣就會向上走，腎屬水就是「坎」了；到頭頂泥丸（位在頭頂中心往下，額頭往裡的交叉點），再由兩耳頰分道而下，會至舌尖

（或至迎香穴，走鵲橋〔位於鼻孔內部上牙堂〕），與任脈相接，沿胸腹正中下還丹田，是以「取坎（水）填離（火）」的方式，心氣就會往下走，心屬火就是「離」。簡單的說，就是從後背部上行，再由胸腹部下行。

最大的不同之處是「既濟型態」，這些差異直接影響到心腎相交、水火既濟的表現。氣功周天也是道家所說的小周天，同樣可以使任督互通的過程達到水乳交融的效果，最終達到水火既濟，陰陽相濟。但透過郭老師更深入的覺察與探索，發現公轉大道與氣功周天之間有眾多層次細微的差別，這個看法的根源來自於空間醫學是從動意功氣功樁法衍生而出的一門醫學，所以人體空間醫學是集合了傳統醫學、哲學和氣功養生法的一門新型醫學治療法。因此，郭老師以新視野修正了論述，將氣功周天另取名為「公轉大道」。

實際上，公轉大道與小周天的運行路線是相同的，而不同之處是，氣功小周天從後背部上行，再由胸腹部下行，公轉大道則是從胸腹部上行，再從後背部下行；簡單來說，是既濟型態不同，兩者的起點都是從下丹田出發，但運轉的方向相反。

然而，以我個人站樁時的經驗來說，小周天通的瞬間，確實會先從後背部上行，再由胸腹部下行，接著在很短的時間內會出現顛倒顛的現象，也就是能量由練習時的方向進行逆轉，改從後背部下行，再由胸腹部上行，如此往復的循環，因此，其方向跟空間醫學公轉大道路線的方向是一致的。

所以，我個人認為，既濟型態的不同，並非是造成兩者差異的原因，關鍵是在心腎相交、水火既濟的同時，公轉暢通如何完成腎中之陽升降原動力的重要作用。

公轉大道的上行路線走的是任脈的內壁及脊柱的前方，而下行路線是走經絡脈外空間的路徑，以督脈為中線向左右各拓寬兩吋，不單純是經絡脈中的路線，所掌握的是空間運行的方法，因而寬於任督二脈的範圍。

為什麼公轉運行的路徑會寬於任督二脈的範圍？當公轉這股強大能量，從肚臍上行至膻中時，會化為二重分身的能量，其一是透過膻中越兩肩胛而流通到外焦，另一重分身能量則在百會後腦勺以垂直向下墜的態勢快速流通到後背部，至此，二重分身的能量在後背部外焦匯聚後，持續參與公轉暢通。

由於公轉大道運行的路幅較寬廣，所以只要確保公轉大道的暢通，就能起到腎精腎氣與腎陰腎陽相聯繫，一起相輔相承。

公轉路線經過了周天的各個部位，但很多方面有所不同。公轉路線與佛家講的海底輪、臍輪、腹輪、心輪、喉輪、眉心輪、頂輪相切，相切的交點是人體能量橫向與縱向運行的交叉點，因此是能量的匯聚之處，也是經與絡能量的轉換處，以及公轉與自轉的調節處。所以，公轉已經包含了道家和佛家的基本練法。公轉在運行過程中調節臟腑的能量盈缺，對人體的陰陽進行了綜合性調整。

公轉暢通和中醫任督二脈的相似與差異處

公轉暢通貫穿人體後中線的督脈和前正中線的任脈，把任督二脈相貫穿，連結成一條縱行幹線的能量通道。這與傳統中醫說的「人能通此任督二脈，則百脈皆通」的說法有無關聯？

公轉與傳統中醫所講的任督二脈，既有關聯又有區別：其一，任脈和督脈是兩條經脈，公轉加強了任督兩條經脈的貫通，統一調節陰陽。其二，按照中醫的說法，任脈的能量下行，督脈的能量上行，但公轉任脈段的能量上行，督脈段的能量下行。其三，公轉路線寬度要遠遠大於兩條經脈，在任脈段上，以任脈為中線，左右各拓寬二寸；在督脈段上，以督脈為中線，左右各拓寬二寸，即脊椎與五臟六腑之間的空間。

根據傳統中醫學，任脈為諸陰經之匯，行於腹面正中線，其脈多次與手足三陰及陰維脈交會，是人體諸陰經的總指揮和調節機關，故稱「陰脈之海」。由於任脈起於胞中，與女子妊娠有關，故有「任主胞胎」之說。督脈為諸陽經之匯，行於背部正中，其脈多次與手足三陽經及陽維脈交會，是人體諸陽經的總指揮和調節機關，故稱為「陽脈之海」。督脈行於脊裡，上行入腦，並從脊裡分出兩腎，它與腦、脊髓、腎又有密切聯繫。

簡單的說，公轉暢通，就是把任督二脈陰陽之氣（以陰陽來說，任脈屬陰，督脈屬陽）合成一氣在公轉大道上下往復迴旋、周而復始、循環不息，而其轉了一圈又一圈的作用，就是為了貫穿人體的四大焦（四大空間）。各細胞群體所輻射的能量物質，通過腹背的前後來進行運動，屬於橫向水平面的運動。任督二脈是以經為主，運動範圍較小；公轉與自轉運動的範圍較大，既有上下運動，又有前後運動。

對空間醫學有更深一層的認識後，接著就來探索公轉的交互作用及其效應。

如何成為公轉暢通的高手

空間醫學以公轉暢通做為醫學養生的總則，那麼，它是應用怎樣的方法使公轉快速有效地達到暢通呢？實際上，人體已經有一套本能的機制在進行著公轉暢通，所以我認為學習的順序是先認識人體的本能機制，其次是懂得如何應用這個本能機制，這比學習治療的方法更為重要。因為人體的本能機制會教你如何利用相對簡單的方法，精進能力，使你成為公轉暢通的高手。所以，人體空間醫學不是盡力去治療，而是要懂得借力使力的方法，尤其是借生命本能的原動力來創造百倍效益。

這也就是小小方治病的原理精髓。

首先，要先知道人體空間醫學是借何方之力，才能借其力。實際上，這個力是在我們的感官出現之前就已經存在的，不是我們自身的修練行為、感受與想法所創造出來的，而是生命的本能，也是生命的原動力。

所以，公轉是借助生命的本能，幫助心腎兩臟之間功能的協調，再以心腎相交所起的全身氣機升降的原動力之力，繼而啟動脾胃氣機升降出入的樞紐，又將五臟六腑連結起來，形成了生理的動力系統，以達到公轉暢通的目的。如果想學習好人體空間醫學，必須由公轉而向內研究「心腎相交的原動力，如何帶動脾胃氣機升降出入的樞紐」，按照這個脈胳去學習，就能理解在五臟六腑連結過程中所形成的生理動力系統，是按這個發展順序形成的，在治療養生上才會取得最大的功效。

那麼，郭老師是如何發覺生命本能之力的？中國哲學是否也有類似的發現？郭老師曾在課堂上談到，他在進行內觀和內視時，發覺每個人身上都有一片混沌如雲之妙氣，由會陰經下丹田向上運動到肚臍、中脘、膻中、天突，在到達百會時就轉而往下，經過大椎、胸椎、腰椎、命門、尾閭，返回到會陰後，再繼續循環往復。他發現這一條既沉穩又大氣的循環路線，就像旋轉木馬，圍繞著人體中樞空間通道不停旋轉，因此將環繞人體空間通道為中心而轉動的現象，稱為「公轉大道」。

這個存在於人體內部的公轉大道，可以為人體的心靈補給、提升免疫力，並為疾病找到和諧與療癒之道。它存在的型態，其實老子在《道德經》第二十五章中就曾提到：「有物混成，先天地生。寂兮寥兮，獨立而不改，周行而不殆，可以為天地母。吾不知其名，強字之曰：道，強為之名，曰大。大曰逝，逝曰遠，遠曰反。故道大，天大，地大，人亦大。域中有四大，而人居其一焉。人法地，地法天，天法道，道法自然。」用白話文翻譯的意思是說：有一物，一體混沌，渾然天成，故先天地而生；它寂靜無聲，也空虛無形，以自己的方式運行，並不為人們所說的善惡而改變，它生生不息，循環不止。它便可作為萬物的根本。我不知道它的名字，所以勉強把它叫做「道」，再勉強給它起個名字叫做「大道」。它廣大無邊而運行不息，運行不息而伸展遙遠，伸展遙遠而又循環不止。

郭老師與老子有所見略同的智慧，只是郭老師把《道德經》當作醫學來研究，把其中的智慧當作探索醫學養生本身的問題，並且把超越善惡的這一片混沌如雲之妙氣約束、收攝、凝聚起來，並順應它流動的方式運行，做為公轉大道的根本。同時，郭老師經由對生命本能的研究，發現在公轉這一路線上，存在著一個動力系統，是整個人生命的力量，並且隨著心臟搏動時流動的動力而運行。

同時，他還發現到這個生理動力系統，有幾個動力點：會陰動力點、膈膜動力點、膻中動力點、大椎動力點、命門動力點（詳見第二章第三節），也是五臟六腑之間動力的自動連結。只要心臟在跳動，有呼吸，公轉大道上的公轉和自轉持續轉動，這些動力點就會發揮作用，並且產生能量反饋回來，進而發揮了使公轉暢通的功效。

所以，公轉暢通把人體四大焦（四大空間）連結貫穿一氣，而公轉大道上存在三個能量，即：(1)心腎相交的原動力之力，(2)脾胃氣機升降出入的樞紐，(3)五臟六腑連結所形成的生理動力系統。

這三個能量能促進公轉的暢通，同時維繫著生命本能之力。而生命本能之力，又提供了在公轉大道上的高秩序能量，這個高秩序能量就像是核能發電一樣，提供源源不竭的健康能量，因此我們可以透過公轉暢通來突破疾病對身心的操控模式。

公轉突破了疾病對身心的操控模式

公轉暢通其實就是一個慣性力的物理概念，表達能量在體內上下循環的狀態。看似簡單，但實際要理解卻是很難的，因為必須從突破舊有的思考慣性防火牆著手，重整醫學思維與養生之道的思考迴路，比如摒除病氣的思維。由於空間醫學沒有病氣之說，所以在治療疾病和養生保健上，不採取對抗和消滅疾病的方法，而是順應了生命本體的機能，才能有慣性去突破疾病對身心的操控模式。

公轉是順應生命本體的機能

其實阻礙公轉暢通的，正是我們的慣性思維、習慣動作，它們主宰著我們生活的方方面面、每天的生活作息，也會讓我們習慣於某種狀態，推著我們去做很多事情，比如：學習與作息時間、飲食、思維方式、做事的風格、人生態度等，都會受到習慣的支配。

人體空間醫學在突破疾病對身心的操控模式上，因為順應了生命本體的機能，所以打破了很多傳統中醫的迷思，也不採取「虛則補之，實則瀉之」的補法或瀉法，更不是採取對抗和消滅疾病的方法。郭老師直接表明了，一旦瀉多了或補過頭了，不僅無助健康，更可能因此傷害身體。人體為一個整體，內在各器官息息相關，其中若有一者陰陽失調，運行不暢，就會影響全局，所以不強調補法或瀉法，就是考慮到整體能量和陰陽平衡的問題。同時，人體空間醫學不採取對抗和消滅疾病的方法，而是反其道，順應身心能量的流動，以借力使力的方法幫助能量在體內自然而然地形成上下循環的慣性力，也就是所謂的公轉暢通。

當公轉這股慣性力養成了，就能擺脫對藥物的依賴，因為這股慣性力會形成一個又一個良性發展的循環效應，比如會陰、膈膜、膻中、大椎、命門就會成為人體的動力源。公轉暢通，就是在動力循環的高效能之間形成一個內循環通道，能夠淨化體內污染，加速新陳代謝和平衡能量、調節壓力，以改善整體的身體素質。

公轉暢通的論點，其實正呼應了郭老師在開創動意功時就提出的「人體不存在病氣」（詳見第六章）。而他在開創空間醫學時，更具體地提出了這個論點：所謂的病氣，是沒有朝著身心能量的流動方向發展，以致慢慢地形成了集體惰性，這就是病氣的根源。所以，人體空間醫學並非努力去治療疾病，而是幫助身心能量回歸並在體內上下永續循環的過程，也是突破集體惰性慣性力的限制之良方。

在動意功和智能醫學時期，郭老師稱之為「調功能，祛其疾」，以調整人體能量與臟腑功能，從而達到了強身健體的目的，把治療疾病回歸到調理臟腑功能本身。在人體空間醫學則稱作「公轉暢通」，從源頭上突破慣性力的限制，喚回那些沒有朝著應有的方向流動的能量，重新回歸到體內上下永續循環的大道上，因而提出了：「幫症狀找出路，為能量留通道。」

所以，人體空間醫學的醫學養生，既然沒有病氣之說，也就不必刻意治病，所謂的「症狀」，就像是能量擠在一個空間，找不到入出口了，以致集體鬧內鬨。只要幫症狀找到入出口，氣血順了，能量運行有通道，能周流不息了，症狀自然就會消失。以空間醫學來講，所謂疾病，是能量按自己的意願隨意走，唯一的解決辦法就是把隨意出走的能量，指引一條回歸到公轉大道的路徑。因此，「遵從人體自然規律運行周流不息，永不停止」的這種醫學養生觀念，讓我聯想到時下各種自我成長圈中很流行的詞：「臣服」，這也是我在空間醫學理論和精神層面上，對於公轉暢通的重新認知和實踐，「臣服」其實也就是「大道之行也，天下為公」。

臣服是公轉暢通的第一良方

大家都會有一個普遍的疑問：「空間醫學不採取補法或瀉法，要如何疏通自己身上的疾病？」雖然空間醫學不採取補法或瀉法，也不採取對抗和消滅疾病的方法，但也不是讓所有能量隨意地運行，而是要讓能量順應並回歸生命本能的公轉大道上，從有序到無序，再從無序返回到有序，並持續參與公轉的循環，形成一個天下為公的大道。

為什麼我會把公轉暢通和臣服連結在一起？其實是三十年前在練習動意功站樁時的情景，不斷閃過我的腦海。

當時已經十月了，但那片瓦藍瓦藍的天空沒有一絲雲彩，火熱的太陽炙烤著像盛夏。烈日當空，每個人都汗流浹背，可是聽郭老師講課的熱情與決心卻絲毫不減。老師在上面講得正起勁時，突然下達全體起立的指令，大家還沒站穩，接著老師又叫全體坐下。全體一坐下，老師又喊全體起立。這樣反覆起立、坐下，有些同學乾脆不坐就站著，有些則坐著不動了，因為大家都猜到郭老師下一秒的指令了。

但我和一些人則聽從老師的指令，專心地反覆起坐，並且很有默契地一起開懷大笑，頓時感覺全身氣血舒暢，洋溢著奔騰的活力。

後來，有一陣子我很著迷《封神榜》，而這段回憶讓我聯想到書裡的一個橋段。楊戩拜姜子牙為師，姜子牙卻教他數豆子，看似荒唐離奇，但實際上則是別有深意。當申公豹來叫戰時，只會數豆子的楊戩怎敢迎戰？但劇情的發展出乎意料，姜子牙在楊戩後背往前一推，剎那間楊戩的神形（心身）同頻了，而那正是他的潛能激發到最大限度的時刻。

專心地反覆起坐和數豆子，看似不同，實則有異曲同工之妙，因為臣服帶來的力量，使得我的全身氣血內勁合而為一，剎那間所有能量都轉化為滋養和調節氣血、調整臟腑的健康能量。

當時，為什麼我會臣服於聽從郭老師的指令而反覆起坐？可能因為我是一位聽話的學生，也或許我有「臣服」這種自覺。

「臣服」能讓身體更容易接受指令輸入並讓整體平靜，有助於增進心理、精神層面的健康訊息的輸入。所以，當郭老師提出「人體不存在病氣」，不僅有利於身體各個器官之間整體運作的和諧，而這股頻率和諧的力量就會是一股安頓身心的健康能量。人體全身的臟器和細胞都臣服了，就能激發人體的自癒能力，能量就會以一種完美安排好的順序一一呈現，這也就是「大道之行也，天下為公」，意思是在大道暢通的時候，體內大空間是各臟腑、組織、器官、系統，乃至於所有細胞所共有的，那個大道就是身心能量順流的通道。

空間醫學在治療疾病和養生保健上，便是順著這個生命之流，而不是去執著、耽溺與過度控制。只有透過不斷累積和不停強化公轉的暢通，當身心能量達到極致專一，才是解決那些反覆困擾著內在能量平衡和諧之問題的捷徑。這也是學習人體空間醫學須具備的核心素養。

認識自己安放身心的所在

公轉暢通其實就是突破疾病對身心的操控模式，而空間醫學採取的所有方法，其目的就是達到公轉暢通，是逐漸累積的。在突破慣性時，不僅要有自覺，也要有更強的力量來突破慣性力，長期下來，身心便可能會陷入一種矛盾狀態，你會覺察到一種與慣性力相抗衡的對抗力，將會影響身體各個器官之間整體運作的和諧。我由衷佩服郭老師提出的既沉穩又大氣的公轉暢通理論，這個高深的智慧能夠收回錯用的對抗，擺脫依賴、執著、太努力的治療手段，轉而順應身心能量的流動，幫助我們重新設定習慣。唯有由內而外產生本質上的改變，才能輕鬆避免習性再次發生。或許這是突破慣性力之限制的一種最佳良藥。

所以，公轉暢通所蘊含的巨大勢能，從借助生命的本能之力開始，以心腎相交的原動力之力（詳見第二章第一節），提升脾胃氣機升降出入的樞紐（詳見第二章第二節），將五臟六腑連結所形成的生理動力系統，在交互作用及其效應中運行，形成一個又一個良性發展的循環週期，之後就會像滾雪球般產生連鎖效應，為我們的身心帶來巨大的健康益處。

第二章　公轉暢通的交互作用及其效應

直到我親身體驗到公轉暢通對身體功能的作用機制之後，才真正理解人體空間醫學公轉暢通的真諦。不僅從字面上理解，並且透過自身生命而證悟到更正確、全面且深入的理解，公轉暢通指的是在生命本能的公轉大道這一軸線上，原動力、氣機升降出入樞紐、生理動力系統的交互作用及其巨大的連鎖效應，還有與能量的共振。

郭老師的學生遍布海內外，以教授或從事人體空間醫學醫療者大有人在，如同開枝散葉在各地默默耕耘著。為什麼我會興起重新整理人體空間醫學的念頭？絕對不是因為我跟隨郭老師學習修練二十年，也並非因為過去我實際參與了郭老師醫學理論整編工作的緣故。這其中的關鍵原因是，我切身體悟到公轉暢通時，身體整體能量的正面方向運行的路徑，其實就是心腎相交和脾胃升降氣機的交互作用，以及兩者所帶來的生理動力系統的連鎖效應。這促使我領悟到，外焦是重新啟動公轉暢通的發動機，以及清肺是公轉一氣起落之關鍵部位。

如果要學習公轉暢通的作用，我認為，必須把公轉暢通時，能量上下循環往復和心腎相交，與空間醫學的大脾胃論連接起來，同步探索並分析心腎相交和脾胃升降，因為這兩者同是貫穿公轉大道和保持暢通的最重要主線，只要認識兩者的差別，就能更加明白其重要性及相互影響性。在郭老師離開後，我仍然能夠持續鑽研人體空間醫學，其關鍵是我把郭老師在不同時期提出的理論用一個系統統合起來，要是有找不到的理論，就透過自身進行實證檢驗。

所以，書中的深刻道理，都是我親身去躬行實踐，因此融會貫通，而能觸類旁通地學習空間醫學養生。實際上，這也是我自覺力內外合一的修練，讓我能夠同時兼顧注意及認識到自己的身體弱點，並幫助他人產生正向的能量。

醫學養生和自覺力內外合一

自從我堅持練習動意功氣功站樁之後，幾乎沒有生過什麼病。沒想到，有一天我突然感覺到頭暈目眩、天旋地轉。半夜起來上廁所時，病情更是加重，從床上坐起身時，一陣暈眩就歪身倒回床上。

到了白天，情況仍未見好轉，感覺周遭環境與身體都在旋轉，連走路都走不穩，焦慮不安感逐漸從心中的一個點擴散開來，升起的念頭都是負面想法。

以前，我總是不斷鼓勵生病的人要保持樂觀、往正向去想。直到自己感覺身體不適時，才深刻感悟到，過度或不當地使用正向思考，會造成病人情緒壓抑，甚至還可能造成心靈反撲，持續情緒低落。

儘管我學習醫學養生多年，但當我突然感覺到頭暈目眩、天旋地轉時，還是不免會擔心「自己會好起來嗎？」當我經歷過這種瀕臨絕望的心情，才能更深刻的體會到，為什麼在石家莊時經常看見患者狂追著郭老師一路從診療室出來，大聲呼喊：「救命啊！」

此時，我一直思考著，自己多年來致力鑽研和推廣人體空間醫學，卻沒有注意及認識到自己的身體弱點。我頭暈目眩來得很突然，但其實在正式發作前，我已經意識到身體早已透露了一些警訊給我，諸如發現手拿東西時握不緊，東西會滑落。

我算是一個自律的人，但是當我進入了專注狀態，正要完成手邊的工作時，就會高估自己身體健康的極限，想繼續寫作，不自覺地久坐於電腦桌前。這就是自覺能力的問題，相信大部分的人可能一直都在犯同樣的錯誤。

正因為我久坐在電腦桌前寫作，有時忙得連水都顧不上喝，久坐對脖子的傷害較重，所以頭暈目眩的症狀就是被這樣養成的疾病。如果我沒有覺察到造成自己能量慣性的來源因素，卻一味地向外界求助他力，光靠吃藥、尋醫的行為，這只會讓習性再次發生，頭暈目眩的症狀就無法獲得有效的改善，甚至有可能會持續惡化。所以，公轉暢通教導我一件事：學習空間醫學養生是自我覺察的練習，以及學習找回身心的連結和平衡，才能讓身心運作起來既健康又高效。

正如我在查明自己頭暈目眩的成因，並認知到這是自己的某個習性所引發的問題，這就是醫學養生和自覺力內外合一。在這種狀態下，我才能把心靜下來，而除去心裡胡思亂想的這層障礙，與原本寧靜的心重新連結後，使我可以集中精力找出解決問題的方法，去面對並調整頭暈目眩所帶來的身體不適。

公轉暢通的那一瞬間猶如萬馬奔騰

找出問題的癥結後，我便針對自身問題思考出解決的方法，選擇了人體空間醫學公轉暢通的治療策略，不從頭部枕骨下緣的緊繃肌肉下手，反倒是先打開頭部出口。這個理論的守則是：幫症狀找出口，為能量留通道，胸與頭部的出口在大椎。

在點按大椎穴之後，我發覺效果不理想，感覺背部的壓力很大，有股能量始終在背部的特定部位盤旋，無法暢通地往下流動，所以我又重新調整治療策略。

背部壓力大，表示心肺邪火有餘，在紓解背部的壓力時，必須保持上焦部位的物質能量的暢通。因此，我立刻採取了郭老師在智能醫學時期所編創的自我回照法。

借由雙手的一近、一遠（詳見第五十八頁及五十九頁）所製造的能量壓差，回照了雙肺與心臟之後，暈眩的症狀明顯獲得改善。

肺部的回照

方法：兩個手掌心對著肺部，一手近（右手掌心距離右肺部十公分左右）、一手遠（左手掌心距離左肺部三十公分左右），同時對著肺部。兩手遠近距離不同，目的是製造肺部能量高低的壓力差，活化雙肺能量的運轉。二至三分鐘後，兩手遠近可以交換（右手掌心距離右肺部三十公分左右、左手掌心距離左肺部十公分左右）。

在《打通靈性覺醒的人體空間通道》中的再造乾坤功法，我稱肺部的回照作「陽氣歸天」。回顧我在氣功站樁時的經歷體驗和感觸，說真的，當我感覺身體稍有不適時，經肺部的回照之後，很短時間內身體就恢復正常，功夫也長上去了。是非常好的養生方法，每次練習五分鐘（每天練習次數不拘，無須收功），維持一段時間後，就可感受到練功的好處，是預防流感最有效的方法。尤其有以下症狀的都是適宜進行肺部的回照。

症狀1：打噴嚏、流鼻水、怕冷。

原因：傷風感冒。

症狀2：咳嗽、喘息、胸悶、咳痰黃稠、發熱、舌紅、苔黃、咽痛、口鼻生瘡、大便乾燥（大便頭乾）、小便赤黃、背緊。

原因：肺熱、肺有餘火。

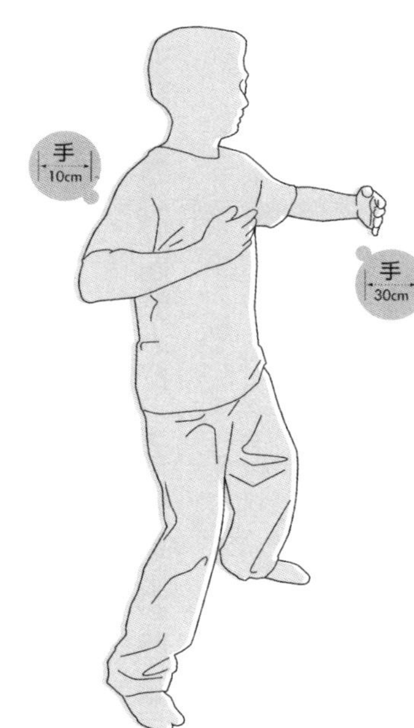

症狀3：上嘴唇腫、肺熱、右眼紅。

原因：肺部能量高。

預防保健方法：以上症狀、徵兆和包括整個肺部的病變，如氣管炎、肺氣腫、哮喘等，用一個手勢回照即可。近手、遠手同時照肺部，兩手的遠、近可以交換，使兩肺的能量互相衝擊。肺細胞運動一增強，兩肺就健康了。在治療過程中，痰必然多，這是好現象。

心臟回照（強心手勢療法）

方法：左手照左心房、左心室，手掌與身體相距十公分，手指尖不能超過乳頭外側；右手照右心房、右心室，手掌與身體相距三十公分。遠近手不能互換。

一切的心臟病皆起因於心臟細胞運動失調。左心房、心室，以及右心房、心室不同部位的細胞運動失調，都會引起不同的心臟病變，但從整體上講，都叫心臟病。

增強左心房、左心室的壓力，排出血增加，讓右心房、右心室減輕壓力，相對地人體四肢的末端、血管的末端壓力便增高了。

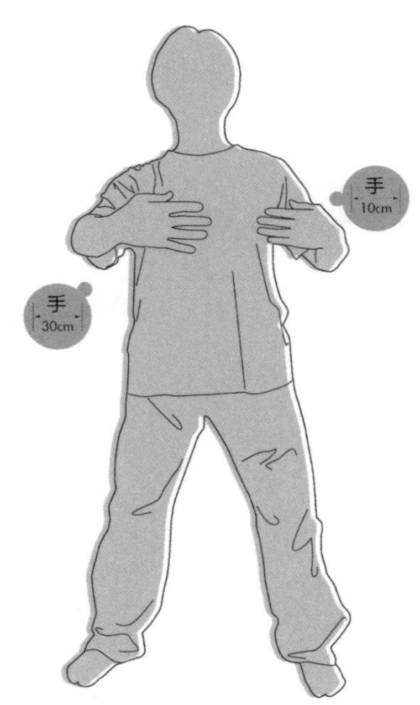

外壓增高，心臟的右心房、右心室壓力減少，回流的血液就會增加。排出血和回流血都增加了，心臟機能就會健康。

＊＊＊

施行回照法後，就在當晚靜坐時，恍兮惚兮之間，我感覺到右肩胛的深層部位發出喀的一聲，就像門鎖卡榫落下的聲音，然後右手臂也跟隨喀的聲響轉動了一下，更令人驚奇的是，右肩胛出口打開後，頭部的壓力在一瞬間猶如萬馬奔騰，排山倒海地傾瀉而下，一路直衝尾閭，就在此時，心臟後側釋放出一股能量，齊刷刷地急速向身後流動並撞擊兩腎，兩腎都能感覺到能量流動所帶來的衝力，當下讓我明白什麼是中醫學腎中之陽升降原動力的重要作用。

隔天早晨，我從床上坐起身，原本頭暈目眩的症狀已經痊癒了九成五以上。於是，我認知到了，鑽研醫學養生固然重要，但也應該要清晰認識自己的自覺能力，不僅有助於與自身身體相處的經驗，也會避免再次經驗因習性附加而來的疾病。

透過自身的療癒效果，對我啟發了「學習醫學首先是培養人人對養生的自覺性」，一般人都將療癒過程依賴給醫學，往往忽略了自我內在自覺力的提升。在改善了身體整體的健康狀況後，我也謹記自己的頭暈目眩與長久的閱讀和寫作的生活作息有關，因此開始改變日常的生活作息。

這時，就能和人體空間醫學養生的方法內外合一，達到相輔相成的最大效益，也才知道公轉暢通時整體能量的正面方向運行的路徑。這更是一條光明大道指引著我，並且不斷提升我鑽研醫學養生與自覺的能力，讓我體悟到公轉暢通的交互作用及所衍生出的巨大連鎖效應。尤其公轉暢通之際，腹部瞬間響起「咕嚕咕嚕」或「咕～嚕～」聲，就像水槽阻塞的水管瞬間暢通了。或者只要公轉處於暢通的情況下，在靜坐時，總能聽到咕嚕咕嚕的聲響，讓人頓覺身心靈都舒活起來，彷彿那就是能量覺醒的律動聲。公轉暢通就像是吾師一樣，早已教會我空間醫學大脾胃論了。

公轉暢通的目的和作用，就是借助生命本能的原動力之力，貫穿並連結了人體的四大焦（四大空間），之後最重要的第一個功能作用，是啟動心腎相交、水火既濟、陰陽互用的連結路徑，使人體能夠自動保持氣機升降調節平衡的狀態，從而維持機體的正常氣化功能的連鎖效應；在引發和促成公轉暢通的目標實現時，又反轉過來成為鞏固和擴充公轉路徑上會陰區、膻中區、橫膈區、大椎區、命門區等動力點增長的效應，這些動力會形成一個又一個良性發展的循環週期，成為公轉暢通的動力之源。此外，還會在動力循環的高效能之間形成一個脾升清、胃降濁的內循環通道，這是人體之氣升降出入的通道，亦是氣化的場所。

接下來，就以心腎相交現象凸顯出脾胃升降在公轉大道上扮演的功能作用，以及兩者如何巧妙地借另一方的勢，使精微輸入五臟，進而帶動生理功能的動力系統，將體內的糟粕轉化成糞便排出體外。

公轉，轉出「心腎相交」和「水火既濟」

公轉暢通，既能打通人體空間通道，更能調節人體空間通道能量的運動，亦是治療百病的根本之源。其首要的作用，是達到「心腎相交」和「水火既濟」的功能。

所謂心腎相交，「交」的是什麼？是「陰陽、水火和精血」，其實就是心腎陰陽升降的過程，達到體內水火的平衡。

因此，心腎相交、水火既濟，是維持臟腑陰陽平衡的基本。如果這種生理功能失常，也就是水火、陰陽之間的動態平衡異常，就會產生疾病，稱為心腎不交。

很多人都有入睡困難、睡眠品質不佳、早醒等失眠症狀。心腎不交除了是造成睡眠困擾的主要原因之外，背後還隱藏著許多不利健康的問題，以中醫來說，一般都會出現以下的症狀：心煩多夢，全身不明原因地痠痛、盜汗（睡覺出汗）、易出汗（稍熱或稍動就出汗）、胸悶憋氣（氣短，經常感覺吸不上氣）、火氣大、口乾舌燥、口舌生瘡、大便秘結、頭痛噁心、口有異味、眩暈、耳鳴、五心煩熱、腰膝痠軟、遺精帶下、怕冷、難入眠、失眠、記憶力差、血壓波動，以及心臟病、冠心病、心肌缺血、心絞痛、動脈硬化、糖尿病等族繁不及備載的疾病。總之，這些疾病都是心腎不交的表現。除此之外，對於精神和心靈也會造成影響。一旦心腎不交了，腎精不足、不能養神，人就會感覺倦怠無力，不愛說話、容易疲勞，會出現心神恍惚、精神疲憊、心神不寧、容易健忘等現象。其實，歷代中醫學家對心腎不交這個問題，都有不同的研究和見解。郭老師也有不同見解。

首先，要深入理解為什麼心腎不交時會有這麼多的症狀？

如果我們從心腎不交所出現的諸多症狀來看，就會把心腎不交的問題想得太複雜，進而需要許多治療方法。實際上，全身各種疾病都是互相關聯的，以上這些疾病也有互相關聯性，都是由於心腎不交所致，根源於任督二脈陰陽之氣無法在公轉大道上下交流往復迴旋。換言之，把任督二脈陰陽之氣相互貫穿連結成一氣，在公轉大道上下交流，上面的心火能夠讓下面的腎水不寒，下面的腎水能夠讓上面的心火不亢，就是達到「心腎相交」和「水火既濟」。所以，當陰陽之氣無法上下交流，表示腎水無法上濟心火，會使得心火過於亢盛，相對而言，心火也就無法下行暖腎水，腎水就會過於寒涼；當心腎二者無法相互制約為用時，就會有出現諸多症狀。

高血脂症、糖尿病、癌症、高血壓、心血管疾病、神經系統疾病等，這些病名很嚇人，但一切的病因都是公轉大道軸線上的能量運行速度變慢、不暢通所致，我們不必被病名所牽制，只要找到影響公轉大道軸線上的能量運行的原因，身體所具足的自我調節能力就會自動獲得調整，這是一種很簡單又能有效達到「心腎相交」和「水火既濟」的方法。

只要懂這個原理，就明白了，各種現代病、文明病、老年病的病因，都是因為心腎不交和脾胃升降失衡所致。所以人體空間醫學打破了以常規的病名做為診斷依據，在臨床上僅用作參考。

也因此，「心腎相交」和「水火既濟」的預防養生方法就變得簡單輕鬆，只要進行兩腎的回照和心臟的回照（請參閱五十九頁）。

兩腎的回照

方法：兩個手掌心對著腎臟，一手近（右手掌心距離右腎十公分左右）、一手遠（左手掌心距離左腎部三十公分左右），同時對著兩個腎臟。兩手遠近距離不同，目的是製造腎臟能量高低的壓力差，活化雙腎能量的運轉。二至三分鐘後，兩手遠近可以交換（右手掌心距離右腎部三十公分左右、左手掌心距離左腎部十公分左右）。

作用：使雙腎的能量相互撞擊。腎臟細胞運動一增強，腎臟就健康了。兩手對著雙腎時，借助兩手掌心的能量對腎臟進行輻射，刺激腎臟細胞運動。

功效：能夠自動調節雙腎內的寒涼暑濕躁火，可以放鬆腰背部肌肉壓力，這股壓力就會像是一股下沉氣流，往夾脊、命門進行流動，在能量入口的前方，形成一個推動

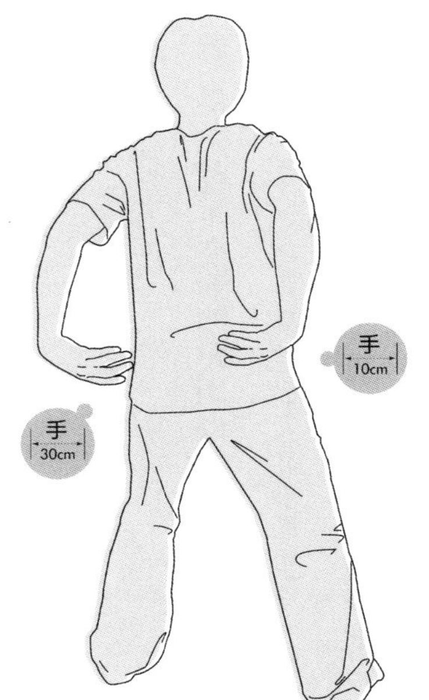

力，以及上升時頻率的穩定性，對上焦（橫膈膜以上，包括心、肺、頭）具有保健功效，也有助於肩頸腰背肌肉壓力的放鬆。在《打通靈性覺醒的人體空間通道》的再造乾坤功法中，我稱兩腎的回照作「引陽入陰」。每次練習五分鐘，每天練習次數不拘，無須收功。兩腎回照的功效在於自動調節雙腎內的寒涼暑濕躁火，若配合心臟的回照，兩者各自發揮功效的同時又進行合作，使「心腎相交」和「水火既濟」效果加倍。

另外，心腎問題也會引起頭痛，再補充頭痛的回照方法。

頭部回照

症狀：頭部發悶、頭微痛。

病因：微循環不順暢。

方法1：近手（右手）照頭部疼痛處，遠手（左手）照小腹部，遠近手不可交換（低血壓患者不宜進行此回照）。

方法2：近手照頭頂處，遠手照小腹部，遠近手不可交換，這個手勢也可用來預防保健高血壓（低血壓患者不宜）。

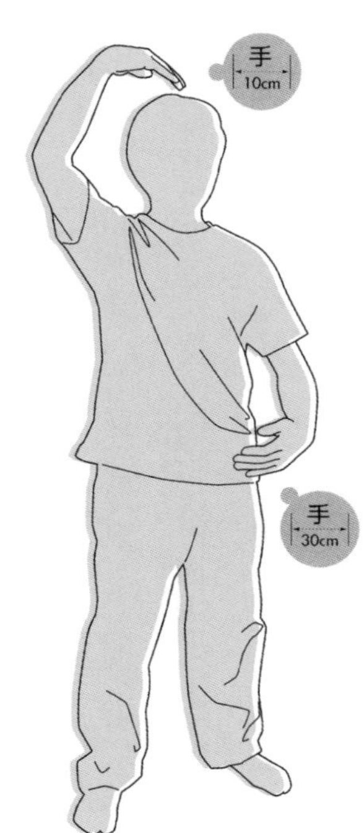

打破病名，參考症狀，尋找病因

有句話說：疾病是每個人一生都要過的橋。每個人都非常關心自身的健康，害怕疾病來臨，更為各種疾病的痛苦而煩惱過。隨著社會的進步，醫療水準雖然越來越高，藥物幾乎年年更新，但疾病也日新月異，人們不斷發現新的疾病，各種現代病、文明病、老年病也層出不窮。這是因為我們都把疾病歸為身體出了問題，而我們治療的、解決的永遠是症狀，所以只相信藥物，相信檢查的數據，基本上都是治標不治本，沒有解決症狀背後真正的原因。

因此，在空間醫學問世時，郭老師就提出「幫症狀找出口，為能量留通道」的口號，比如見肺之病不治肺，見肝之病不治肝，不是直接針對肺與肝臟用藥，更不是以消滅疾病的方法，而是幫肺部、肝臟找出口，保持它們的能量有個暢通的入出口，一旦能量有通道可以流通，不適感自然就會消失。不管醫師診斷出的病名是什麼，或患者出現什麼症狀，所有一切的病因都是能量沒有入出口，沒有一個相互流通的通道。

心腎相交是全身氣機升降的動力

當我經歷了公轉暢通的那一瞬間，感覺到有股能量像水流一樣緩緩從百會源頭流瀉而下到尾閭，返回下焦之後又持續上行的親身經歷，使我深刻體悟到心腎相交是全身氣機升降的動力，所以公轉暢通的首要作用，才會是達到心腎相交、水火既濟的功能。

我會出現頭暈目眩的症狀，其實就是背部壓力大，頭、頸、背部處的緊繃與壓力沒有獲得釋放。只要出口打開後，能量經過上下交流往復迴旋之後，心腎水火及陰陽平衡了，就會展現出一種穩定且強大的精神力量，不僅能養精，也能養神。

我深刻體悟到傳統中醫說的，腎中之陽是人體升降的原動力，而下降的心火又是它的最大助力，因此就變成了人體的左半圓溫升，同時因為心陰從上而下的潤下，在這個過程中，鑠金得潤，肺能順降，陽土之胃受潤才能和降，而使得人體右半圓涼降。也就是說，公轉暢通首先以心腎相交來帶動「大脾胃」，並且當心腎不交累及到大脾胃，或者大脾胃功能失常而影響到心腎的上下交通時，人體空間醫學便會以清肺為主，因為肺的順降，胃才能和降，如此一來，心腎相交和大脾胃氣機升降就有了動力。同時，肺的順降，是以肺金生腎水的，通過外焦來撞擊兩腎，又加速了腎中之陽升降的原動力，所以心腎相交的意義並不僅僅局限在兩臟之間功能的協調。

只要保持公轉這一軸線的能量運行不息，對於心腎不交會出現的種種症狀，都可以自動獲得調整。所以，人體空間醫學不是盡力治病的方法；真正的健康，其動力源自人體自身。也因此，人體空間醫學打破病名，參考症狀，尋找病因，把阻礙公轉暢通的因素排除之後，只要公轉一轉動，就能轉出心腎相交、水火既濟。心腎相交，是簡單也不簡單，是郭老師透過五十年的臨床經驗，不被複雜的病名迷惑，而是參考病症找出病因後，複雜的疾病就簡單化了，進而發現了大道至簡的道理。同時，空間醫學還有一個更簡單且容易覺察自己公轉是否暢通的方法——郭氏舌診，讓你能更有效率的快速自學。

郭氏舌診從舌尖的高低看心腎

公轉暢通的第一個作用，是在轉出心腎相交、水火既濟陰陽調和的同時，也完成腎中之陽升降原動力的重要作用，繼而使得五臟相生。這不僅是人體空間醫學理論的核心和基石，而且郭氏舌診的精髓也是掌握舌尖的高低和舌根的厚膩，彰顯了心腎之間的一種生理現象。更簡單的說，從舌尖的凹凸、高低，就能分辨出心腎相交、水火既濟的問題。

舌尖的凹凸、高低，就像是路面有坑洞、凹凸不平，或路面有砂石、泥濘、積水、段差、水溝蓋，說明該處的公轉大道與舌尖銜接不平順，要是高低差過大，心腎就無法順利上下交流，以致影響舌尖向下順著舌繫帶位置至舌根，循環周流、往返不息的流程。

上焦是內焦所有能量匯聚之處，如果能量無法轉換到外焦進行能量循環，能量就會回堵到中下焦。所以，從舌尖的高低就可以看出心腎是否相交的問題，以及人體後背部能量淤滯的情形。

郭氏舌診的精髓是，一看「舌尖的高低」，二看「舌中的隆起」，三看「舌根的厚膩」，四看「舌形的寬窄」，五看「舌體的潤燥」。其中，舌尖的高低彰顯了心腎的不相交，而只要心腎交融了，就無需再去看後面的四項。所以，看舌尖、治舌尖是郭氏舌診的精髓所在。不過，如果你沒有先理解人體空間醫學的核心理論，就要花費很多的時間和精力，思考這個舌相是什麼病、那個舌相要開立什麼藥方。如此一來，就會被病名所牽制，也不符合人體空間醫學的精神。在學習掌握心腎之間的生理現象之前，首先必須知道舌與人體的對應關係。

1 舌診的公轉運動路線

公轉在舌苔上的能量運動路線，是由舌根部正中點沿著舌正中線向前運動至舌尖，再由舌尖向下順著舌繫帶位置至舌根，循環周流，往返不息。

2 舌與人體的對應關係

舌苔就是人的倒立縮影，舌尖等同於人的上焦部位，舌邊就是人體的兩側，舌中就是人體中焦部位，舌根就是人體下焦。舌苔與人體是一一對應的，能夠反映出人體能量分布的全貌。

舌質反映了細胞內物質的分布，舌苔反映了細胞外能量的狀態。舌苔是能量的聚結，是物質輻射於空間的能量聚結附著在細胞表面而形成的苔氣，含有大量的精微物質，在舌上顯示出薄白苔、厚膩苔或腐苔等。

3 舌診凸凹

能量運行障礙會導致局部能量瘀滯，同時又得不到能量的供給，導致能量過剩和不足，能量過剩在舌苔上表現為高凸之象，能量不足在舌苔上顯示出低窪之象，這就構成了高低不平的舌苔。郭氏舌診是以舌面與人體的對應關係的高低不平，做為判斷該部位的能量過剩或不足，所以也稱之為「凸凹舌診」。

正常的舌苔大小反映了細胞開合得力，紅潤有光澤，三山不高，平原不低，水流緩緩而過，舌尖略收呈橢圓狀。

把舌頭看做是長江，發源地是舌根，入海口是舌尖，發源地的水往下流，流到舌尖正常到海口，這樣的舌頭就是健康身體的表現。如果舌根很寬、很厚，舌尖很窄，水到了入海口之後，肯定無法順暢地流到大海。

正常的人體中能量物質分布是均勻的，如果體內能量物質分布不均衡，就會引起疾病，舌苔上就會呈現能量分布不均衡的現象，出現局部的高或局部的低，這都是能量在局部的積聚和不足而導致舌苔的變化。

高厚是能量積聚，是得病的果；低窪之處是得病的因，高低之間就形成能量壓力的差異。空間醫學的凸凹舌診，就是在看這種高低不均衡的舌苔，是對舌診的平面概括，卻也充分體現了患者疾病的病理。

若要透過舌苔診斷疾病的病因、病機，最好的方法就是用正常舌苔去套用患者的病理舌苔。患者伸出舌頭的那一剎那，要一眼定舌神，包括舌的大小、舌苔等，直接看出患者的舌苔哪裡高、哪裡低，高凸是實證，凹陷的是虛證。

凸凹是界定在正常舌苔基礎上的外在表現，都是病理的表現，凹是疾病居住的條件，凸是疾病居住的屏障、保護傘，凸處阻礙了人體精微能量的運動，凹處則不能推動人體精微能量的運動，所以凸凹舌診對身體的恢復具有辨證論治的指導作用。

4 診治原則

要把高凸部位的能量運動到凹陷之處，就是治療方法。治療就是要掌握能量運動的自然性，能量高往能量低的地方運動；開口是讓高能量自由地運動，進而釋放能量積聚的方法。

疾病就是能量運動的太過和不及所導致的局部能量積聚，另一部位能量不足，治療方式就是疏通能量過高的地方並補充不足之處。要是在治療上採取強硬的手段，助長了能量運動的太過和不及，就違反了能量運動的自然規律，當然不會治病反而致病，增加了症狀，所以要掌握能量的運動規律，恰當好處。

如果能量運行得太快，就會導致能量在前方沒有完全消化吸收，粗糙的能量容易導致瘀滯，形成局部能量過高，產生新的疾病，也會導致癌症轉移。如果開口太過，就會導致能量向前運動太過，造成下方空間能量不足，形成負壓，導致虛弱無力，甚至陰陽不相容的現象，動力不足，無法促進能量向前運動，達不到治療作用。

如果增加的動力太過，則會導致局部能量呈現高壓狀態，局部憋脹，也沒有達到治療作用，反而形成助邪的作用，所以治病要求自然，不能夠強求。要達到疏通的能量和供給的能量成正比，才真正掌握了能量的運動性。

能量以通為補，自然流通後，運動自有補瀉，並能調整臟腑功能運作，所以能量運動有雙調性。能量運動可以達到「寒者熱之，熱者寒之」的功效，所以空間醫學不講究寒熱用藥，只講究能量運動，恢復能量的特點，就能夠達到治療疾病的作用，如果強弓硬弩，必然傷及無辜。達到能量循環運動是最終目的，所以在治療過程中，不可強行推動能量運動，導致局部高壓，也不可強行開道去運行能量，導致局部能量虧虛，形成負壓，這都是治療的禁忌。不過，臨床上的應用要靈活，不能拘泥，透過藥物、按摩、火灸等治療，促進恢復總能量的循環運動，達到能量自產自足，才能夠恢復健康，延年長壽。

5 觀舌的要領與方法

觀舌，是看舌頭自然伸出口後即將收回時一剎那的舌苔，這是患者依據自己身體素質自然伸出舌的全部，這種舌苔能夠真正反映出患者體內能量運動的狀態。

觀舌講究一眼定舌神。神是物質的反物質現象，就是細胞內物質輻射到細胞外，在細胞外形成的象，這種象有可變性，是根據細胞內物質的性質和細胞外能量的壓力差而改變的。它體現了細胞內物質的精微程度，以及細胞開合運動、相互撞擊的生理活動。

中醫講的「有諸內必行之諸外」。診斷學認為視其外象，知其內侯。這說明了表裡如一的特性，但同時也是時時刻刻在運動改變的。所以，要用靈活的思維剖析這種舌神，做出精確的診斷。這就是空間醫學獨用舌診作為診斷依據的可靠性、實在性。

6 觀舌內容

(1)舌尖的高低

舌尖的地方代表心肺，預示心臟血管的問題，此種情況下，首先解決入海口，將此處舒展開，讓能量能迅速地通過。如果舌尖不平坦寬闊，表示身體內的阻力在心臟和大腦，這個地方的阻力去除了，胃炎、肝炎、子宮癌都解決了，這就是空間醫學不講病名的原因。例如，使用四制香附丸治療婦科病，是因為香附能使中焦的能量越膈膜而上，中焦空了，下焦子宮的能量向上走，就治療婦科病。全身疾病無外乎五臟六腑的功能失調所導致，五臟六腑的居所皆在內焦，外焦則是能量循環的場地，用來轉換內焦能量的性質，同時也是保證內焦能量循環的通道。

內焦能量以上升為順，上焦是內焦能量匯聚之處，所以古人稱之為「諸陽之滙」，而空間醫學則認為上焦是能量性質轉換的出口，所以治療要看開口，在舌診上就是舌尖的問題，是治療疾病的關鍵，也就是入海口一定要開，不能閉塞，否則就形成一潭死水，容易閉門留寇，甚至癌症轉移。這就是觀舌所講的一看舌尖的重要性。

(2)舌中的隆起

傳統醫學認為中焦是三焦的樞紐，中焦通暢，三焦皆通，空間醫學則認為舌尖通暢，中焦能量自然上升，能夠治療中焦疾病，所以看舌中隆起是第二位的。

外焦能量以下行為順，如果外焦空間沒有如霧狀懸浮的能量，證明空間能量不足，在舌苔上往往少苔，甚至沒有舌苔，這就是傳統中醫所說的鏡面舌，陰虛的舌苔。主要是細胞內物質輻射不到細胞外所引起。如果空間能量渾濁，空間污染嚴重，天空（上焦）陰雲密布，會導致外焦能量運動障礙，進而阻礙外焦能量下行，反而滯留在中下焦空間，形成厚膩舌苔，身體會有乏困的感覺，甚至形成傳染病。

(3)舌根的厚膩

看舌根厚膩，就是看空間污染的問題，也就是出海口受到水內雜草等物質的壅塞，堵住了出海口，導致疾病加重。空間污染嚴重，是因為外焦無法將內焦所疏通過來的能量，再通過尾閭並過會陰再返回到腹腔，導致公轉運行障礙，以致出現舌根厚膩的現象。

(4)舌形的寬窄

舌形的寬窄，能準確了解公轉的能量運行通道，如果舌形窄，表示沒有平原，沒有水的通道。舌形寬，表示通道過寬，需要大量的水才能夠流過，因此水運行緩慢。

(5)舌體的潤燥

這是在了解能量運行的快慢，舌體水濕過多，則能量運行緩慢，比如說霧，因含有大量的水，質重，上升緩慢，所以滯留在地表面，容易用肉眼看見，證明水濕過多會導致能量運動緩慢。水少則無水行舟，能量運行也緩慢，所以空間環境也能影響公轉的速度。

一看「舌尖的高低」，二看「舌中的隆起」，三看「舌根的厚膩」，四看「舌形的寬窄」，五看「舌體的潤燥」，這就是觀舌的順序，其重要性是要確定治療的原則。看前不看後，治上不治下，就是治療時要遵循的規律。

「心腎相交」和「水火既濟」，與公轉暢通的道理相同，而兩者的原動力又是如何旋轉人體左半圓溫升、右半圓涼降，進而帶動脾的升清與胃的降濁之功能？空間醫學大脾胃論說的又是什麼？接下來，我們就乘著「心腎相交、水火既濟」順暢通達，銜接到公轉暢通的第二個功能作用——脾的升清和胃的降濁。

公轉暢通脾胃不生病

帶動脾的升清和胃的降濁之功能，是公轉暢通的第二個作用。

空間醫學所講的公轉暢通，其實就是人體氣機運轉的循環運動的問題，當循環中的某一環節出問題，這個循環就轉不動了，將導致臟腑氣機升降失常而出現異常變化，人就會生病。因此，郭老師又提出以公轉暢通論述為核心的空間醫學大脾胃論。在公轉大道上，就是「心腎相交」和「大脾胃論」這兩大效應的疊加。

大脾胃論最重要的關鍵觀念，就是「避實擊虛」的策略，在公轉大道軸線上找入出口，既能益氣，更能達到補中的功效，尤其是當內焦能量從出口疏通到外焦之後，這股能量再循環返回到下焦時，就會形成一股動力，從會陰向上碰撞了下丹田，同時也會刺激了腸繫膜的運動，這正是空間醫學大脾胃論的獨特思考，也是和傳統醫學的脾胃論最大的不同之處。

此外，人體的消化系統、吸收系統和排泄系統，都統屬「脾胃」範疇，而不應當局限於「脾」、「胃」這一臟一腑。全身各個臟腑都與「大脾胃」有一定的關係。

所以，大脾胃論也重新定義了脾胃和其他臟器的新關係模式，比如，肺部能量高，會影響大脾胃，以及小腸的氣化功能在水液的調節與輸布過程中，也具有至關重要的作用，小腸主降，與脾胃同為機體升降之樞紐。

所以，空間醫學認為應該從源頭去治理水，而不是見水祛水，水祛多了，等同於丟失了津液、氣血。而肺部正好在脾胃的上方，是中下焦能量的出口，所以肺部能量高，會影響脾胃氣機升降出入的樞紐，進而影響公轉的暢通。歷來人們對小腸生理功能的研究較少，往往以脾胃的生理功能代之。

空間醫學則著重在增強小腸的分清別濁功能，在下焦創造一股撞擊力，刺激推動腸繫膜的運動，同時也為脾臟化生氣血、升清降濁、營養機體，是升舉中氣，補益上、中、下三焦元氣，更是補益脾胃的重要推動力。

以我站樁、靜坐多年的經驗，對脾胃和腹部發出的聲響，有相當多的認識，而跟消化系統有關的，以發出「咕嚕咕嚕」或「咕～嚕～」聲，是值得期待的好聲音，象徵能量覺醒的律動聲。然而，這兩種聲音哪個較好？其實彼此的功能屬於不同層次，對身體各個系統的健康有不同的作用意義。

「咕嚕咕嚕」聲是腸繫膜蠕動所發出的聲響，而腹部瞬間響起「咕～嚕～」聲，表示氣血在身體裡暖暖地流動、暢通起來了，是功能系統的啟動；倘若能保持系統功能持穩的運作，瞬間通了當下的氣機，將能一鼓作氣達到公轉暢通（周天通）的功效。而這兩種聲音都代表宿便將會被排出，在發出聲響的幾個小時後，就會一路順利解放出深褐色、墨綠黑的拉稀物，甚至發出濃濃的惡臭味。

為什麼我在站樁、靜坐時，腹部會發出咕嚕咕嚕的聲響？直到學習了公轉暢通的理論後，我才明白了，要是在消化系統的上端連通出一個空間通道，讓憋脹之氣有了出口，就像阻塞的水管在排水通氣時，瞬間通了的當下會發出咕嚕咕嚕的聲響。

有了這個初步的理解後，我們就直接從公轉暢通的理論，來說明空間醫學大脾胃論。

通常生病的人大都胃口不好、吃不下，所以健脾和胃被視為疾病調理的關鍵。人體空間醫學也肯定健脾和胃的功效，但是對於患者胃口不好、吃不下的狀況，不是直接針對脾胃來調理，而是在脾的上方找出口，有了出口後，脾氣升清就會像是輕煙裊裊上升，這就是益氣。同時胃氣得以下行，升與降，既相反又相成，所以全身氣機得以順利轉動。這就是所謂的避實擊虛的策略。

此外，由於在脾的上方找入出口，就像是升降迴旋，是氣機循環上的圓，所以當輕煙裊裊上升的清升之氣，通過百會、越過兩肩胛，在後背部順勢下行時，將形成一股向下的推動力，能帶動生理動力系統巨大的連鎖反應。

首先推動了命門，然後逐漸往下推動尾閭、會陰之後，這股推動力會順應氣機循環返回到下焦後持續往上升，形成向上撞擊的連鎖反應，這就是補中。這個補中有兩方面，先在下焦的下方產生一種向上的撞擊力，碰撞刺激了腸繫膜，之後再順應著公轉暢通的方向往中、上焦進行撞擊，再持續向上升，繼續循環往復。

所以，避實擊虛是空間醫學大脾胃論的根本課題。

健脾和胃是疾病調理的關鍵

看過中醫的人應該都會發現，中醫很注重健脾胃這件事。

中醫很早就有「脾胃虛，百病生，諸病從脾胃論治」的觀點。通常生病的人都有胃口不好、吃不下的狀況，金朝著名醫家李東垣曾在著作《脾胃論》中提出：「百病皆由脾胃衰而生也。」意思是說，胃主降濁，脾主升清，消化飲食就是脾胃協調升清降濁的過程。

如果脾胃升清降濁失常，就好比馬達無法運轉發電，氣血生化不足就會影響到其他五臟六腑，間接造成許多病症，除了消化系統的疾病外，疼痛、哮喘、失眠、月經失調、焦慮等常見疾病，都與脾胃有關。

除此之外，健脾胃也有幫助其他藥材吸收的作用，若脾胃無法正常的運作，使用再好的藥也是徒然，因此中醫師一般開藥方也會搭配健脾胃的藥材。所以脾胃病是臨床常見病、多發病，受到歷代醫家的重視。甚至西醫也會詢問病患的胃口如何，斟酌加入胃藥。可見脾胃健康在中醫養生中占有舉足輕重的地位，為人體健康與否的最重要關鍵。

郭老師也非常認同這個理論，十分強調脾胃在人身的重要作用，並且對於中醫學史上著名的「脾胃學說」的創始人李東垣所提出的「脾胃內傷，百病由生」的觀點，深受啟發，在臨床上更有實務上的啟發與洞見，因而提出空間醫學大脾胃論。

李東垣所提出的「脾胃論」說了什麼，有哪些觀點給郭老師很大的啟發？

中醫古籍脾胃論說了什麼

傳統中醫「脾胃學說」的創始人，是「金元四大家」之一李杲（號東垣），著有《脾胃論》、《內外傷辨惑論》、《蘭室秘藏》等醫書。他十分強調脾胃在人體的重要作用，認為：脾胃是運化水穀、供一身元氣之本，脾胃內傷則元氣自衰，繼而百病叢生。他還將內科疾病系統地分為外感和內傷兩大類，內傷以脾胃內傷最為常見，其原因有三：一為飲食不節；二為勞逸過度；三為精神刺激。

另外，脾胃屬土居中，與其他四臟關係密切，不論哪個臟器受邪或勞損內傷，都會傷及脾胃。同時，各臟器的疾病也都可以透過脾胃來調和濡養、協調解決。在臨證治療中，採用了一套以升舉中氣為主的方法，分別補益上、中、下三焦元氣，尤以補益脾胃為主。他善於運用溫補脾胃的處方和藥物，因此被稱為「溫補派」。

關於梳理脾、胃功能及關係，完善中醫的藏象理論，這也代表一個象徵性的意義——中醫重視脾胃是千古不變的定則。那麼，郭老師為什麼要另外推出空間醫學大脾胃論？

脾胃元氣不足應是千年來人類共通的體質現象，只是形成脾胃元氣不足的原因，隨著不同的時代、文化、生存環境、觀念、生活習慣等，調理方法也應該有所不同。空間醫學大脾胃論在李東垣「溫補派」，和後世醫家出現的「溫陽派」和「滋陰派」的醫學流派之外，認識到必須要有與時俱進的因應對策。

現代人因壓力過大、飲食不規律，脾胃多有問題，更加上網路、3C等現代化發明，夜生活多彩多姿，飲食趨向精緻化，很多人都是長時間坐著不動，尤其成天盯著電腦螢幕，很少運動了。加上進補觀念普及，一年四季都有不同的進補菜單，早已沒有營養不良的問題。但為什麼人們明明吃進各種營養補品，身體還是這麼虛，動不動就生病呢？這是因為虛不受補的關係。

所謂虛不受補，說的是一個人的消化通道都堵住了，補藥進入之後，沒有地方輸送，於是呈現上火症狀，比如嗓子痛、口腔潰瘍，甚至流鼻血。虛不受補的情況中，脾虛是根本。但真的是脾胃虛嗎？其實是因為物質能量太滿，沒有足夠的空間可運動，以致生命所需的精微物質無法產生，代謝廢物也就無法排出。有些則是因為脾胃功能虛弱，無法消化和吸收這些補益的精華，淤積在身體裡，就出現了上火症狀。

有鑑於此，空間醫學大脾胃論在調理脾胃時，不管是實火、虛火、實寒、虛寒等所有疾病的表現，皆是採取「避實擊虛」的策略。不予理會是否上火了，也不管是實火還是虛火，即便是脾胃虛寒之症，治療調理的首要主力，都是在脾胃的上方尋找一個出口，它和公轉有怎樣的交互作用呢？

何謂空間醫學大脾胃論

「自古人生一條路」，這條路就是食物從口進入，直至肛門而出。生命所需的精微物質的產生、代謝廢物的排出，都與這條路有關。這條路要暢通無阻，關開開關要自如，人體才能健康；任何一個環節發生異常，都會影響到人整體的生理平衡。可以說，人的生、長、壯、老、病、死，與這條路息息相關。

這個道理就是明白告訴我們，能量和物質的排出，一端是嘴巴，一端是大便。所謂的清除污染，就是從嘴巴這裡開始清除，一直清到大腸，沒有污染了，這就治病了。這也是空間醫學大脾胃論跟傳統中醫脾胃學說的第一個不同。

大脾胃論的主要觀點

傳統中醫有「七衝門」的說法，首見於《難經．四十四難》，是指消化道非常重要的關隘。其具體的部位是：「飛門」，指口唇，像門扇一樣自由開合；「戶門」，指牙齒，食物入口，必經牙齒之咀嚼；「吸門」，指會厭，是食管與氣管的相會處；「賁門」，胃之上口；「幽門」，太倉下口，即胃的下口，小腸的上口；「闌門」，指小腸下口和大腸上口相接之處；「魄門」，下極為魄門，指消化道的末端，即肛門。食物通過此「七衝門」，便完成了人體消化吸收和糟粕排泄的全部過程。七衝門是消化道中的七個重要關口，任何一關發生病變，都會影響受納、消化、吸收和排泄。

飲食入胃，經胃的腐熟和初步消化，下傳於小腸而泌別清濁（註：指消化水穀並分清別濁），其清者為水穀之精微，經由脾的轉輸，上輸於心肺及周身。其濁者，分為廢水及食物殘渣兩部分。其中，多餘的水液滲入膀胱，經由腎的氣化作用，生成尿液排出體外。而食物殘渣則下降到大腸，大腸吸收其多餘的水分進行燥化，形成糞便排出於體外。在飲食物的消化吸收過程中，還需依靠膽汁排入腸中以助消化，三焦為水穀運行的道路，為氣化的場所。飲食物的消化吸收及廢物的傳導排泄，需要六腑之間相互配合，虛實交替，維持協調平衡。

由於飲食物的消化吸收是一個複雜的生理過程，是多個臟腑相互配合、協同作用的結果，其中某一臟腑發生病變，均會影響到其他與之有關的臟腑，出現消化功能的異常。例如，胃有實熱，消耗津液，可致大腸傳導不利，出現大便秘結不通；而大腸腑氣不通亦可影響到胃，導致胃氣的功能失調下降，出現噁心、嘔吐等症。而小腸清濁不分，水穀並走大腸，可見尿少、大便洩瀉等症。

因此，大脾胃論認為，人體的消化系統、吸收系統和排泄系統都統屬「脾胃」範疇，而不應局限於「脾」、「胃」這一臟一腑。全身各個臟腑都與「大脾胃」有一定的關係，而且五行的運行皆與脾密切相關，故有「脾主中州」之稱。同時，脾胃與小腸的氣化功能也有密切相關，故曰「後天之本在脾」。為了幫助讀者深入理解，我把空間醫學大脾胃論的主要觀點，整理出以下四的要點。

1 「脾主中州」的能量論

空間醫學提出，傳統中醫的五行，其實是五臟細胞群所輻射的能量，在壓力作用下的運行與改變；五行的運行皆與脾密切相關。在腎水生肝木的過程中，腎區能量受到脾區能量的阻擋，才能向左上方運行，即脾土剋腎水。在肝木生心火的過程中，肝區能量因為受到肺區能量的阻擋，才能沿膈膜向左上方運行。肝區能量之所以向上方運行，是因為受到脾區能量的阻擋。而肺金之所以能生腎水，也要仰賴於脾區能量對肺金的生成，沒有脾土生肺金，何來肺金生腎水？

因此說，五行的運行皆與脾密切相關，正如《素問．玉機真藏論》云：「脾臟者，土也，孤臟，以灌四旁者也。」

人體內的能量不僅會垂直輻射，還會橫向運動，向兩側輻射，以刺激周圍臟器的細胞。肝臟緊貼右肋，肝細胞在正常的運動中，其能量的主要輻射是左側。肝臟左側是脾胃，因而肝細胞在運動中輻射的能量，會直接刺激脾胃，對脾胃產生壓力，如果壓力過大，就叫肝木剋脾土。就像風是微風便有益，能量也是如此。

人在生氣時，肝細胞的運動突然激增，輻射能量驟然增多，所產生的刺激力隨之增大，對脾胃部的壓力猛增，胃部受到大壓力之後，其活動力就會減少，使功能受到影響，所以發了脾氣的人，飲食就會受影響，就吃得少了。下部的能量往上走，需要通過脾胃，上部能量向下行，也需經過脾胃。肝臟的能量向左輻射，也是直接刺激脾胃。因此，胃部的運動，不僅是上下的開合運動，還要進行左右的開合運動。

所以說，中焦是升降開合的總樞紐。如果樞紐出了問題，則影響三焦的運化功能，造成三焦瘀滯，三焦是能量的升級出入通道，又是氣化的場所，故有主持諸氣，司令全身氣機和氣化的功能。它統領五臟六腑，營衛經絡，主掌內外、左右、上下之能量運動。三焦能量通，則內外、左右、上下皆通，灌於全身，調和內外，營左養右，導上宣下。三焦有輸散水道、運行水液的作用，是水液升降出入的通路。全身的水液代謝，是由肺、脾、胃和腸、腎、膀胱等許多臟腑的協合作用而完成任務的，但是必然以三焦為通道，才能正常地升降出入。所以，三焦能平衡協調水液代謝，中醫稱為三焦氣化。

脾胃位居五臟之中央，連通上下，灌溉四旁，《黃帝內經》藏象學說中對五臟之氣運行的描述，即是以肝心肺腎之氣為運動的輪周，脾胃之氣為運動的樞軸，類似車輪與車軸關係的模式，並非一般描述的「五臟處於圓周上的不同位點」模式。

正如《素問·刺禁論》所云：「肝生於左，肺藏於右，心部於表，腎治於里，脾為之使，胃為之市。」即描述了肝心腎肺位於四旁，脾胃斡旋氣機居中，五臟氣機的上下升降、內外出入，均賴脾胃氣機轉樞而構成的協調基本模式。

其二，脾胃屬土，不獨主時，人的五臟六腑均有脾土之氣，這在《素問·太陰陽明論》即有明確論述，後世的《脾胃論》、《慎齋遺書》進一步發揮此觀點，把脾胃分成五臟之中「宏觀」脾胃和每臟之中的「微觀」脾胃，反映在五臟氣機轉樞作用上，一是指在五臟這一整體中，宏觀中焦脾胃是其氣機之樞；二是在每一臟的氣機運動中，也有脾胃氣機，即每一臟氣機的升降均賴以脾胃之氣的升降。故《醫門棒喝》也說：「升降之機者，在於脾土之健運。」

2 泌別清濁，後天之本

後天是與先天相對而言的，在中醫裡，後天與先天是以嬰兒出生為分界線的。傳統中醫認為，脾為後天之本，是指脾為人體出生之後維持生長發育及各臟腑生理功能的根本。脾主運化，能夠將飲食物進行消化吸收，進而化生水穀精微。

《素問．厥論》曰：「脾主為胃行其津液也。」脾主運化功能的正常與否，直接影響到人體氣血的盛衰以及各臟腑的功能。空間醫學認為，後天的後天以小腸為本。人體各個臟腑、各個區域的細胞，無不進行著開合吞吐，完成物質與能量的相互轉化（細胞論詳見第七章）。細胞是能量化為物質、物質化為能量的轉換器，而物質是所有細胞消化吸收的基礎。人體所需的物質，皆來自於水穀精微；水穀精微的化生，則源於脾胃系統的相互協調作用。就物質基礎而言，精、氣、血、津液等營養物質，既充養於脾、胃、大小腸，又由脾、胃、小腸所化生的水穀精微轉化而成，這些物質的生成、代謝、吸收、轉化皆與小腸的氣化功能密切相關。所謂的氣化，就是物質與能量相互不斷轉化，趨於更精微化的過程。

歷來人們對小腸的生理功能研究較少，往往以脾胃的生理功能代之。這也是空間醫學大脾胃論和傳統中醫脾胃學說的第二個不同。

小腸的生理功能主要體現在：

(1)小腸受盛化物，它與脾同主運化而各司其職。小腸的重點在於「化」，脾的重點在於「運」；也就是說，小腸主要是側重於對飲食物的具體消化、吸收；脾主要是幫助小腸進行消化吸收，並且將所化生的水穀精微運輸到全身，即所謂「脾氣散精」。

(2)小腸泌別清濁，進行脾升清前的處理。小腸的分清泌濁功能，為脾臟化生氣血、升清降濁、營養機體，創造了先決的物質條件。小腸的泌別清濁在前，脾的升清在後；「清」的產生場所在於小腸，「清」的轉輸動力在於脾。

(3)小腸主液，是津液生成、輸布、調節的重要器官。一般都認為，脾在人體水液代謝過程中具有推動和調節的作用，實際上，小腸的氣化功能在水液的調節與輸布過程中，也起了至關重要的作用。

(4)小腸主降，與脾胃同為機體升降之樞紐。小腸做為六腑之一，傳化物而不藏，以通為用，故小腸亦主降。若小腸不能通降，則胃氣不降，大腸不能傳導，糟粕難出。同時，降中有升，小腸的「升」的功能與脾氣密切相關，可輔佐脾氣完成升清作用。

小腸的功能與人體健康關係密切。唐代學者馬總在《意林》中指出：「欲得長生，腹中清；欲得不死，腹無屎。」其中，「腹中清」的關鍵在於，要努力為小腸部的運動創造適當空間，適當控制飲食量，即飲食達到七、八分飽，而非一味「吃素」。從另一方面來看，空間醫學不輕易祛水排濕，而是採取治水的策略。這也是空間醫學大脾胃論和傳統中醫脾胃學說的第三個不同。

空間醫學認為，應該從源頭去治理水，而不是見水祛水，水祛多了，等同於丟失了津液、氣血。所以，空間醫學著重在增強小腸的分清泌濁功能，採取的策略是在公轉大道軸線上找入出口，當內焦能量從出口疏通到外焦之後，這股能量會再循環返回到下焦，就會形成一股動力，從會陰向上碰撞了下丹田，就會刺激了腸繫膜的運動，同時也為脾臟化生氣血、升清降濁、營養機體，創造了先決的物質條件，水的問題自然獲得解決，這才是治理水的根本之道。

3 重新定義了小腸和其他臟器的新關係模式

小腸位居腹中，其上口在幽門處與胃之下口相接，其下口在闌門處與大腸之上口相連。小腸的主要生理功能是受盛化物和泌別清濁，也就是將經過進一步消化後的飲食物，分別為水穀精微和食物殘渣兩部分，並將水穀精微吸收，將食物殘渣向大腸輸送。小腸的消化需要中焦的動力，同時也吸收大量的水液，而無用的水液則滲入於膀胱排出體外。因而，小腸的泌別清濁功能，還與大便、小便的質量有關。如小腸的泌別清濁功能正常，則二便正常；反之，則大便稀薄而小便短少。

大腸居於下腹中，上接小腸，下接肛門，其主要生理功能是傳化糟粕。大腸與肺相表裡。大腸接受那些經過小腸泌別清濁後所剩下的食物殘渣，並吸收多餘的水分，形成糞便，使其經肛門而排出體外。大腸的功能主要是排出，這需要空間壓力的降低。腸部主要是物質和水道的出路，而物質出路的重點在於大腸，水道出路的重點是小腸的功能運動。

西醫認為，水的出路在於腎臟。空間醫學則認為，人體細胞的運動都可以看成是水的運動，因為細胞內外物質能量的消化吸收，必須經由水的形式進行。空間醫學所講的空間，是五臟六腑精華的空間。人體水道的流通，實質上是細胞消化吸收的正常進行。消化吸收不是經一、兩次可以完成的，而是經若干次完成的。

人體的功能又可以用兩個字來概括，即「滲透」，人體細胞都在進行吸收與排出，兩者同時並行。這和人體的血管一樣，動脈與靜脈是同時運行的，有動脈必然有靜脈，有滲出必然有回收。對水的吸收不只是腎小盞、腎盂，而是經過了漫長的消化吸收過程，為人體的物質和能量打下基礎。傳統醫學有「營氣出於中焦，衛氣出於下焦」之說，「營」與「衛」都是物質，「營」是物質濁的部分，「衛」是物質清的部分，「營」是物質在細胞內或管道內的部分，「衛」是物質在細胞外或管道外的部分。

飲食物進入人體，入口經咽喉、食道、胃底、胃竇、十二指腸、小腸、大腸直到肛門，這是一條很長的消化管道，飲食物在消化管道內逐漸地蠕動運化，在這個過程中，人體會將食物的精華吸收並透過腸壁向外側空間輻射能量。腸壁外側有很多的微循環，正是這些微循環，吸收了腸道內部輻射出的能量物質；當腸道內部的壓力增高時，內部物質就會向外輻射能量。當腸道內部的壓力減少時，腸部外側的能量就會向腸道內側吸收，這就是腸胃系統的生理過程。正是這長長的消化系統，貫穿著人體的上下，補充了人體空間的能量，供給五臟六腑營養，維持機體的新陳代謝，使生命的活動生生不息。

公轉一條線的作用就是打開通路，通路是關鍵，才能帶動人體能量的協調運動。空間醫學認識到：速度是改變及恢復人體功能的關鍵。清除污染，疏通河道，是為了清除運行中的障礙。能量搬家，是治療疾病的方法。公轉暢通是我們的目的。這是新的理論也是舊的理論，醫者與患者都要解放思想。

人體的動力是生理的關鍵，例如，命門周圍的細胞運動起來了，所產生的動力可以上行直達大腦，就能開發智慧。在醫學上，命門能夠使五臟六腑健康，使腸部的蠕動功能增加。中醫認為五更瀉，是腎虛引起的，西醫否認此觀點，認為洩是消化系統，怎麼與腎臟有關係呢？事實上，腎臟細胞在運動過程中輻射的能量必然要撞擊腸部，只有當腎臟的細胞運動薄弱了，輻射的能量無法到達腸部並撞擊腸部的細胞運動，便導致腸部細胞運動的失調，這就是五更瀉的原因。人體的細胞都有運動，而且是相互撞擊的運動，這就是為什麼我們不主張動手術的原因。人體的動力就是治療的關鍵，調動動力就能治病。這一系列的生化、化生的過程，都是由空間到細胞到人體微循環作用，再由微循環到細胞到空間，如此不斷的循環轉化。

腸胃消化道不可能將內裝食物的管道，直接通往心臟，因此，腎臟等部位，除了消化道是轉化飲食物的實體物質外，其他部位都是吸收了消化道外側的空間能量。

維持人體生命活動的物質基礎來源於水穀精微。人體的飲食物實體物質都存在於腸胃中，消化道內的實體物質，經轉化後為其他臟腑提供能量來源，而人體五臟六腑及其細胞都在吸收人體空間的能量，當然，人體胃腸裡的實體物質也受外部能量和內部能量的撞擊與推動，所以在治療中要注意大小便的情況，輸通清理實體物質的管道，只要物質輸通了，能量才可以解決。

《黃帝內經》說，滿而不實，實而不滿。如果細胞內部太滿，不能運動了，就不消化了；如果細胞內部太虛了，也會對消化產生影響。人體得病的原因，大多是瘀滯不通，氣瘀或血瘀，造成了消化吸收的問題。人體各部位的細胞，在運動過程中吸收著各自區域的能量，而細胞運動將精微物質輸送至循環之中，周流全身。在流動的過程中，精微物質與各部位的能量產生混化、異化作用，從而產生新的物質、新的能量，滋養全身。

水穀物質僅僅是消化道內運輸轉化的物質基礎，透過由上而下的運動，把物質轉化為能量，並輻射於腸壁外側與人體空間。不同的能量物質，滋養著人體的五臟六腑、四肢百骸。在消化管道上，採用上則吐之，中則調之，下則瀉之的方法，使實體物質發生運動。實體物質的運動，必借助空間的能量壓力、能量的撞擊力、能量輻射力。在不同的部位，它們的輻射力和壓力不同，因此，在解決物質的瘀滯時，上焦以胸部壓力來改變食道的功能，中焦的脾胃以肝膽部、胰臟和門靜脈的壓力來改變，下焦以腎臟和命門部位的能量壓力，來改變小腸部位的運動及消化吸收，調功能，祛其疾。

五臟六腑細胞的吸收，均為空間的能量物質中含有水分的部分，且經過多次吞吐作用，達到人體健康的目的。因此，在治療過程中，要注意應用體內能量轉化為物質，以及外與大自然進行能量交換的過程，通則順，和則貴。要注意空間能量運動的通道。了解到空間能量運動變化的規律，才是對細胞的深化認識。

從以上簡要論述的飲食物消化吸收過程來看，六腑之間的聯繫主要是：在組織結構上互相聯屬，不可分割；在生理上互相配合，虛實更替，有序而不亂，維持飲食物代謝的協調平衡。

在生理特點上，六腑以傳化水穀為主，瀉而不藏，以通為順，只有六腑保持通暢，飲食物才得以正常的消化吸收和排泄，當然，「六腑以通為順」是針對六腑的生理特點而言，就飲食物的消化吸收過程而言，總以協調平衡為其正常，太過或不及均屬病態。

李東垣脾胃論的核心是：「脾胃內傷，百病由生。」這與《黃帝內經》中講到的「有胃氣則生，無胃氣則死」的論點有異曲同工之妙，都十分強調胃氣的作用。「百病皆由脾胃衰而生」，「治脾胃即可以安五臟」，這不僅使我們對脾胃的認識有所啟發，同時對臨床治療脾胃疾病亦有所借鑑。脾胃既是人體五臟六腑氣機升降的樞紐，也是人體氣血生化之源和賴以生存的「水穀之海」。歷來有「腎為先天之本，脾為後天之本」的說法，因此，可以說「脾胃是生命的根本」。

4 肺部能量高，影響大脾胃論，影響公轉暢通

上焦猶如人體內部的天空，天空清亮，萬物才能生長。肺將自然界中的清氣，與水穀的精微物質相結合以後再分布全身，同時呼出體內的廢物。肺是人體能量清升清降的樞紐，肺部能量

高，會影響人體整個功能的運化，也影響大脾胃論、公轉暢通，只有肺清、天清，人體才健康。這是和傳統脾胃學說的第四個不同。

《黃帝內經》提到：地氣上升為雲，天氣下降為雨。為了實現清升濁降，傳統中醫以固本、補腎、下焦、補益脾胃這四項為主。要想順利實現人體的清升濁降，必須首先要清降，就是清肺，這是一個非常重要的環節，要確保肺部清肅功能的實現。傳統中醫的肅降，是指將呼吸的氣與脾升清的水穀精微相結合，再將結合之後的氣調降，分布於全身。肺位於所有臟腑之上，肅降後帶動血液津液的周流，而宗氣（胸氣）是從背部下降。當氣通暢條達於下後，肺部的壓力也隨之下降，新的空氣也能順利吸入，並接受脾臟清升而來的水穀之氣。而肺部在對外排出氣體的同時，也會排出體內的不潔之物，這便是清肅之意，如果肺部能量壅滿就無法實現肅降。所以，能量越肩胛再通過後背撞擊腎臟，就能促進肺的宣發和肅降，也就達到了肺金生腎水。

綜上所述，大脾胃功能失調，將影響消化、吸收及排泄，影響升清降濁；脾不清升，胃不降濁，則必然影響清降清升，使肺氣不能越肩胛達外焦撞擊兩腎，肺金不能生腎水，最終使三焦能量淤滯，引起一系列的疾病。調整大脾胃，使消化、吸收、排泄功能正常，人體的升清降濁正常，五臟六腑才能正常工作。所以，臨床上的一些疑難病，都要從大脾胃入手治療，透過調整脾胃功能，促使入口到出口都正常運行，從而三焦暢通，確保了四焦的正常循環運動，而且這在臨床上取得了非常顯著的療效。

大脾胃論治療疾病首先要開口

空間醫學認為：如果只是增加下焦的推動力，往往效果較慢，因為上焦的出口不開的話，能量從下焦推動上來，會遇到阻礙，能量就無法上升，只會橫向膨脹，所以治療疾病首先要開口。要想根治，必須補足正氣，才能激發內部身體細胞的開合運動，促進細胞內物質向胞外輻射，讓患者出汗。只有上焦開口了，就像疏通了交通堵塞的地點，車輛都從開口流通了，交通自然流暢。人體也是如此，開了口，多餘的能量經由開口得以釋放，那麼胸悶、背沉，以及白血病、糖尿病、運動神經元損傷、腰椎間盤突出、癲癇病、腎虛等各種疑難病的症狀，都能獲得治療。

自檢大小二便，教你看懂物質和能量代謝狀況

現代人因飲食過量而引起一系列「文明病」，甚至會縮短個人壽命。另外，由於飲食不當或攝取方式不當，可能導致膽汁分泌不足或腸道的機能削弱，使糞便中的毒素累積而附著在腸壁皺折中，形成宿便。做到膳食平衡、持續適度的體育鍛鍊，都是有效的促進腸道蠕動的方法。

保持公轉暢通，不僅能夠清除腸道垃圾，而且能發揮清熱、消炎和均衡能量的作用，更是促進下焦細胞運動的重要方法之一。大脾胃論「腸中常清」的理論和衛氣生成的機理配制而成，能

直接刺激腸部的微循環，增強下焦細胞輻射的力度，不是直接瀉腸，而是增強腸部運動，強化腸部發酵功能，增強人體內的氣機變化。

唯有下焦原動力充足，功能正常，才能生成新的能量。傳統中醫講「衛氣出於下焦」，現代醫學所講的人體的免疫功能，實質上與人體衛氣及下焦功能相關。只有腸部正常，物質才能順利轉化為能量，人體的免疫力才得到提升。

這就說明了，許多人在服用了小方劑，或是在站樁靜坐後出現腹脹、腹痛的情況，表示腸部微循環有障礙。為什麼在服用小方劑之前，以及沒有站樁靜坐之前都沒有這些狀況？這是因為細胞運動已經適應了微循環障礙。小方劑和站樁靜坐能夠促使微循環恢復到健康狀況，在恢復的過程中，管道會發生變化，於是產生了腹痛、腹脹。微循環正常後，症狀會自行消失。還有的人會排出宿便，宿便中有黑球、白球、硬球等，這些都是阻礙消化吸收和能量運行的關鍵。所以癌症、疑難病等，在治療過程中首要的就是讓大便暢通、清除宿便。

《景岳全書．傳忠錄》：「二便為一身之門戶，無論內傷外感，皆當察此，以辨其寒熱虛實。」傳統中醫認為了解大、小二便的情況，可以判斷有關臟腑的病變，以及疾病的寒熱虛實。

如何知道自己的脾胃健運與否呢？「有諸內者，必形諸外」，只要留心，就能從身體上找到蛛絲馬跡，所以空間醫學特別重視大小二便的情況。了解大便，可知人體內部物質代謝狀況。了解小便，可知人體空間能量代謝狀況。

1重視大便情況

每天上完廁所，要養成習慣回頭去觀察自己的「便便」。無論是大便的形狀、顏色、氣味，甚至是排便的次數，都會忠實反應出身體的健康狀況，正常的大便應該是土黃色或偏綠（吃很多蔬菜的人）的「香蕉型」，不軟不硬，成形且沒有味道，如果你的大便如此，代表公轉暢通，飲食生活、精神狀態非常好，反之則要特別注意，及早改正不良的生活及飲食習慣。郭老師說，他在臨床問診過程中，很多患者的直腸後壁存在隱患，排便之後，肛門周圍有隱隱約約的墜脹感。若是有這種情況，要注意及早檢查並治療。

2重視小便情況

要了解小便的次數、尿量、顏色及排尿時有無異常感覺。這與外焦有關。外焦空間水下行者為液，下滲膀胱與陰經。因此，膀胱降水則外焦通。

相較而言，空間醫學更重視大便的情況，因為物質通道的暢通，是人體健康的基礎。物質通道堵塞，會影響到物質能量的整體循環。要是下焦物質能量瘀滯不動，整個大脾胃都將受到影響，而大脾胃的正常運轉又是疾病治療的基礎。臨床過程中，很多病人，尤其是重症、危症患者，存在便秘的情況，一定要先想辦法促使排便暢通。

公轉啟動內在動力系統

在練習動意功氣功站樁時，有時體內的不同部位會發出一些細微的不同聲音。比如，「咕嚕咕嚕」一聲是腸繫膜蠕動所發出的聲響，象徵下焦能量的啟動；「咕～嚕～」一聲，亦即帶動下焦能量往中上焦流動；當聽到一聲清脆的「答」，表示橫膈膜的通道開通了；當春雷般的隆隆聲響起，說明頭部能量甦醒；右肩胛深層處發出「喀」一聲，表示中上焦能量越而下之，通過兩肩胛往後背部流動；「咚」的一聲，則是尾閭部位能量往會陰部位的撞擊聲響；響起一陣陣如洪鐘般的雷聲，則是地（下焦）的鳴聲。

空間醫學把心腎相交、脾胃氣機升降，以及人體的所有動力點，包括會陰動力、腸部動力、膻中動力、膈膜動力、胳膊動力、大椎動力、命門動力，都統攝到公轉大道軸線上，因為這一條軸線是永無休止的運輸線，並且強調了「速度」是人體空間能量運動的路線和升清降濁的關鍵，能量物質的運動才得以周而復始、無始無終，而各個臟腑在此運動速度的撞擊之下，能夠有效地促進各臟器的功能。

所以，人體空間醫學重視公轉這一條運輸線的速度變化，並藉由能量在此軸線的運行速度，來恢復人體的健康，因而提出了「速度人生」的觀點，認為公轉的速度決定人體的健康。

由於公轉暢通是能量周而復始、無始無終的運行，是迴旋式的升降，這條軸線上的任何點都是疏散點，也是動力點，所以人體空間醫學強調入出口，出口就是疏散點，透過出口出去的能量，在迴旋返回之後都會在疏散點的下方產生一股推動力，這就是動力點。

因此，人體空間醫學提出，要在三點一線的速度上下工夫，所謂的三點，是指病灶點（疼痛點不適的部位）、出口（疏散點）、入口（動力點），並強調公轉軸線上運行的速度。因此，人體空間醫學的處方，不管是幾味藥，都應保持公轉線上的暢通和運行速度。

公轉路線上除了有生命本能、心腎相交的原動力、脾胃氣機升降的樞紐，也存在著幾個動力系統（會陰區、膈膜區、膻中區、大椎區、命門區），人體能量在這幾個動力系統的作用下，循環往復運行。此外，人體動力系統的各個動力點（會陰、膈膜、膻中、大椎、命門）環環相扣，各自發揮功能與作用。動力點的運行規律，即是人體自身生命運動的規律，是內在的、固有的。若人體發生這樣或那樣的疾病，只要在心腎相交的原動力，或脾胃氣機升降的樞紐作用下，就能輕易重新啟動內在動力系統。

同時，也可以用外力的方式來對動力系統做出調整，在這麼做的時候，由於動力系統的運行有自身的規律、固有的程序、富於彈性的調節機制，因此不需要重力、猛力，而是微力和巧勁。好比拍皮球，只需少許力道，皮球即可彈跳而起。而且，生理動力系統的彈跳力、碰撞力的帶動能力，還可以提升心腎上下相交的原動力，和脾胃氣機升降的樞紐。所以空間醫學掌握了人體動力系統的特點與規律，並做為治療的關鍵所在。

1會陰區動力

空間醫學認為，會陰動力是公轉的基礎，是清升濁降之根、三焦活力的基礎。人體的會陰區，養生家稱之為「海底輪」、「周天之始」，醫家稱之為「任督交匯之處」，其能量為「元根之氣」、「鼎風之底」，為全身動力之源。在傳統中醫裡，會陰區為元氣之所在，會陰區動力是清升濁降的基礎。

會陰區域的能量來源是，先天以肚臍為通路，以母為養；後天以太陽區（背部和腰部）為通路，以呼吸養之。提肛、收會陰的目的，是使會陰區細胞易於放鬆，從而產生較多的能量。會陰區的能量與周圍細胞群的能量輻射有關，如膀胱、宮體、前列腺、大小腸、周圍腹肌的細胞群，會陰區能量是這些細胞群體能量聚合的結果，任何群體能量的增加或減少，都會影響會陰區能量濃度和壓力的變化。

會陰區能量為公轉運行的動力基礎，其能量運動會對周圍細胞產生壓力，是能量上升的基礎，能輻射到人體的任何部位，所以，該部位能量的變化與人體各臟腑區能量運動均有關係。若該區能量不足，則易形成小便失禁、前列腺增生、腸蠕動減緩而造成大便秘結、婦科疾病等。會陰區能量上升，是腰部與腎部能量更新的關鍵。中醫講「補正祛邪」，就是增強會陰區的能量運動，人參大補元氣，是陰中求陽，黃耆大補肺氣，實質上是啟動、運動會陰區域的能量。

有關會陰動力的理論，其實就是郭老師在智能醫學時期提出的，關於人體內能量總根基的形成，探討了人體細胞的能量輻射，也是郭老師在醫學上很重要的一個學說理論：「郭氏細胞論」（詳見第七章）。

中醫談論命門火，而智能醫學在探討能量輻射時，也是從腎區講起。

兩腎細胞運動中所輻射的能量，既向兩腎之間輻射，也向腎臟周圍輻射。由於此能量會向後輻射，對腰肌部有影響，所以中醫才會將腰肌勞損稱為「腎虛」。要是腎臟虛弱，其細胞運動無力，輻射的能量就少，從而對腰肌部細胞的刺激力就小，腰背部細胞運動的幅度亦隨之縮小，能量物質產生得少，就出現腰痠、腰痛的症狀。腎臟的能量若能向前輻射，膀胱的細胞受到刺激，其功能也會加強。

腎臟、膀胱、腰肌部細胞的能量，在相互輻射、相互刺激的過程中，必然對少腹部產生壓力，能增強腸部的細胞運動。如果腎氣虛，也就是腎臟細胞輻射的能量不足，對前側的壓力就弱，刺激力小，腸部的細胞運動就會隨之減弱，使消化和吸收功能受到削弱。所以，腎虛的人容易形成消化不良的疾病，這就找到了「腎虛易得五更瀉（晨瀉）」的真正原因。

由於腎細胞在運動中會朝向多方輻射能量，兩腎之間及其周圍都有能量存在，從而在兩腎之間形成了人體的動力。人體的總根基是在兩腎之間、腸繫膜後部、膀胱和腰肌部這個空腔之中，於此空間產生了由物理力相互撞擊輻射時的能量運動；是由腎臟、膀胱、小腸、腰肌部細胞所輻射的不同能量物質而合成的。因此，這個部位是人體的精華之處。腎主精液的運化，但如果得不到小腸這個後天五穀的來源，就得不到這些精華和水分。所以，人體的總根基其實是整體性的。

中醫認為，人體的下部是火，它負責催動和蒸發上部（即中焦部位）。所謂的蒸發，就是下部細胞運動輻射的能量向上的刺激力，針對胃部的一種推托作用。因為胃只有在下部能量的推托下，才能對食物進行正常的消化運動。人所飲食的食物會往下，而胃的消化運動是橫向的，如果下部沒有能量的托力，胃就會下垂，影響胃的消化運動。當下部的托力大，才不會產生胃下垂。中醫認為，胃下垂的原因是下焦氣衰，元氣不足。這個論斷是正確的，只不過這是從氣化論上講的，其實應該是下部的能量輻射不足。

我在《打通靈性覺醒的人體空間通道》一書中，所介紹的再造乾坤功法之引陽入陰的樁法（即動意功的扣手站樁），便是啟動兩腎之間的能量相互撞擊。用兩手掌的細胞輻射，刺激強化兩腎及其周圍細胞的運動，從而加大兩腎間（即命門部位）的能量。只有腎區的能量充足了，身體才會健康。這是因為，一方面在腎區的能量充足了，向上的輻射力才會大，物質才能順利地往下運行，使消化功能正常；另一方面，能量和物質在運動中所產生的精液物質，也是往下走的，通過尾椎進入脊髓的中心，同時也進入經絡之中，然後再從脊髓中心往上走。所以，引陽入陰的樁法回照兩腎，就起著「補腎還腦」的作用。正由於水分往下行，能量往上走，練這個樁法能夠促使吸收，因而就得治療五更瀉。

會陰的能量可以輻射到人體的任何部位，並能服用中藥來輔助，比方說，黃耆可以啟動會陰部的能量，若使用黃耆和羌活，可以輻射到人體的子宮部，也可以輻射到人體的脾胃部，甚至可以輻射到人體的背部。

若使用黃耆、桔梗和柴胡，黃耆這個炮就可以從會陰部發出，輻射到肝臟，然後桔梗輻射到膈膜以上，柴胡再把肝臟的能量輻射到心臟（肝木生心火）帶上去，所以會陰是個能量之源。傳統醫學講的扶正祛邪，其原理就是要應用自己的最大動力來解決問題。

2膈膜區動力

膈膜以下所有的臟腑細胞群運動，都與膈膜有關，當膈膜之上能量的濃度與壓力發生變化時，膈膜以下所有臟器都容易產生疾病。所以，調整膈膜的壓力是治療膈膜以下疾病的關鍵，例如：糖尿病、胰頭癌、肝癌、腸癌、子宮癌、直腸癌等。

3膻中區動力

膻中區位於上焦，它是空間能量的集生地，也是任脈能量出入的門戶，是宗氣停留、運動的處所。膻中區的能量來源於呼吸，以物質為養，是人體的百脈之宗。此處是人體能量的升降重地，必須保持疏通，才能保證清升濁降正常。養生家以「零」、「虛」為本，例如，講究胃腸「實而不滿、滿而不實」，膻中區域也是如此，心胸寬闊，空間虛通，則頭腦清晰，身體健康。

膻中區能量的壓力濃度與頭部的新陳代謝有關，治療腦血管、腦萎縮、腦瘤等疾病，必須從膻中入手，只有此處的能量暢通，頭部的新陳代謝才會正常，而不是要一補再補。開發智能也與膻中區有直接的關係，若要開發右大腦和治療腦部疾病，卻不開發膻中區域，就不能夠真正解決問題。

4 大椎區動力

大椎與人體外焦能量暢通與否關係密切，是疏通外焦能量的關鍵所在。大椎空，三焦通，百病無；大椎不空，百病生。頭部病變與大椎部位暢通與否是密切相關的。

人體的外焦是一個大市場，各部的能量皆匯聚於此並進行交換，從而產生新的能量。此處是能量的消化之地及與大自然交換之所。一旦交換失調，則人體的功能就容易失調。

外焦的能量來源於上焦宗氣的「越、下」，大椎是上焦能量越肩胛向外焦運行的必經之路，所以，大椎也是動力點之一。

5命門區動力

命門是人身陽氣的根本，是生命活動的動力，對男子所藏生殖之精和女子胞宮的生殖功能有重要的影響，對各臟腑的生理活動具有溫煦、激發和推動的作用，也能促進對飲食物的消化、吸收、運輸及水液代謝等。

傳統中醫有「其氣上越之」的說法，其實指明了命門動力的來源。上焦能量越過肩胛向背部運動，通過背部空間而下，對命門周圍細胞進行撞擊，能增強命門及其周圍的細胞活力，從而增強命門的動力。

傳統中醫「肺金生腎水」的論述，意義就在於此。命門動力增強，對尾閭及會陰部位能量的壓力隨之增強，對會陰區能量的撞擊及推動也隨之增強，同時有助於增強兩腎區域細胞的開合，而細胞能量的橫向運動會對兩肋區域產生撞擊，所以，傳統中醫有「腎水生肝木」的論述，有「肝不足者，補之於腎」的論述。

傳統醫學認為，「元氣」是人體生命活動的原動力，是維持生命活動的最基本物質，其組成以腎所藏之精氣為主。

空間醫學認為，人體的原動力來源於三個區域：會陰區、宮胞區、丹田區，這三個區域能量的推動，奠定了清升濁降的基礎，是五行運行以及公轉和自轉運行的基礎。

只有人體的動力充足，空間能量才能在流動的過程中，更有力地撞擊周圍的細胞，對細胞產生壓力，使運動更活躍，從而帶動了本體內部物質的生產，是以傳統醫學稱「氣為血之帥」。空間的動力刺激，促進了細胞內外物質與能量的產生和轉化。

公轉暢通是整個人生命的力量

人體空間醫學以公轉大道做為主架構，並且把醫學治療和養生之道的功能，設定為公轉暢通，這將借助生命氣機升降出入的動力之源，打通氣血升降的開關，亦即啟動了心腎相交、水火既濟、陰陽互用的連結路徑。因為心火與腎水上下交通，水火互濟、陰陽和諧的關係，所以有利於脾胃排濁升清的功能，可推陳出新，確保機體的正常功能代謝。

公轉大道存在於生命本能的基礎之上，在這兩股生命氣機的升降系統作用，以及能量和物質虛實交替之間的關係，就會像是兩個互相咬合的齒輪，當升清的齒輪轉動時，會帶動另一個降濁齒輪朝相反方向轉動，並藉此帶動公轉這一軸線環環相扣的動力點各自發揮功能與作用，這就完成了五臟六腑的功能活動及其物質代謝和能量轉換的升降趨勢。所以，公轉暢通首先借助了公轉大道上生命本能的鏈條而傳送動力，使得「心腎相交、水火既濟」，並推動「脾胃排濁升清的樞紐」和「生理動力系統」，人體能量在這三個層次的作用下，成為彼此的後援，以及相互之間的借力使力。

換言之，心和腎在上下交流循環往復的同時，也啟動了脾胃排濁升清的功能，而公轉每上下交流循環往復一次，就能重新啟動內在的生理動力系統，共同達到公轉暢通能量永續循環的效應。所以，公轉暢通其實就是整個人生命的力量。

正因如此，郭老師在探索脾胃論時，並非把心腎、脾胃、肝肺配對來研究臟腑氣機的升降出入，而是把脾胃論擴大到對臟腑之氣的運動形式的概括，並衍生為空間醫學大脾胃論。

人體生命活動的常態或病態，通常可以透過臟腑能量升降出入其中而體現出它的常或是異。心腎上下相交應用了公轉大道軸線的鏈條而傳送動力，進而帶動大小二便物質代謝，以及能量向上升舉清陽的作用，包括水穀精微、衛氣、精陽之氣。相對的，當心腎不交時，就要透過大脾胃來代謝出滯留於體內的過剩和機體不需要的物質，使心腎之間的上下交流暢通起來。只要大小二便通暢了，不適感就會獲得舒緩。

第三章 公轉自有妙法保暢通

郭老師提出的公轉暢通無阻的妙法，能在不干預功能運行的模式下，確保達到公轉暢通。又或者說，以找入出口的方法，達到實現公轉暢通的目的。此外，還有找出影響公轉暢通的潛在性因素，以確保公轉暢通之運行，並加強能量的律動。這些確保公轉暢通的原則性思考，都是郭老師因親身感受而有深刻的體悟，再從涵納豐富的哲理與修持方法中，契入公轉暢通理論。

郭老師自小生長在單親家庭，心智發展自然較同年齡者成熟，加上家境清寒，造就了學習及生活適應能力。平時認真做事、用心生活，不管做任何事都會善用其心。

他在十一歲時，生了一場病，經歷了疾病折磨的痛苦，開始拜師學醫，研究醫學典籍，更領悟了生活中處處有醫學哲理。自幼在傳統醫學的熏陶之下，涉獵醫經，因他的勤奮好學、刻苦鑽研，十六歲時，便成為一名出色的大夫。但他對醫學的熱情不僅於此，還融合傳統醫學與現代醫學的觀點，創立「空間醫學」、小小方治病（以下多簡稱為小方治病）、郭氏舌診，全面開啟醫學發展史上的新篇章。「小方治病」尤其甚者，像一面鏡子，給予後世人們一個絕佳的省思空間：生活工作中的每一個點滴、每一件小事，背後卻蘊含了對於醫學哲理和養生修練的共存智慧，只有透過用心生活才能挖掘。所以，「小方治病」是在生活中找尋靈感、思考，再透過實踐的創新改良，有效提升效能，省去了繁複。只要我們用心去體會，珍惜並重視生活和工作中的每一個點滴，就會尋覓到潛藏在內心深處的經文，啟發你創造小竅門。

公轉自有妙法保暢通，就是生活處處有醫學哲理，將小竅門發揮到至高境界的典範，也是郭老師在醫學、養生、修練，一生堅持努力奮鬥的果實。

在進入公轉自有妙法保暢通主題之前，我想跟讀者們分享郭老師的這些法寶從何而來。有很大一部分是郭老師在生活中獲得的靈感，有些大概是天啟給他能力。為何我會有這種感受？

二〇〇六年，我跟隨郭老師到加拿大參加「替代醫學與北美自然健康產品年會」（簡稱NHP）時，一方面是因為郭老師不習慣西方的飲食口味，加上一般都要事先預訂餐廳位置，但開車也要開很久，所以我們只能在飯店裡簡單煮些輕食，像是麵食或小米粥之類。柴米油鹽醬醋茶，成了我參加NHP年會經歷的一個篇章。

當時，郭老師特別向我和另一位同行的女性助理提出要求，表示要把我在加拿大參加NHP年會，在飯店烹煮的日常勞務，和許多生活上的點滴如實地拍攝記錄下來。當時我並不理解這是什麼意思，直到近年才恍然大悟，這不就是生活實境秀嗎？

跟隨郭老師學習了二十年，我早已領悟到郭老師的思想非常超前。郭老師從舊的醫療體系走出來，有五十年的臨床經驗，在漫長歲月中找出新的理論、新的方法。他以解放思想為先導，在空間醫學提出了許多理論的革新，以及治療方法上出奇不意的策略，比如郭老師大膽地提出一個觀念，按摩不是拉長時間用死擰的強勁按摩，也希望患者不要跟按摩老師講話。確實有些人不理解郭老師的思想，尤其患者總是希望老師能用力按，並且拉長時間多按摩幾次，效果才好。因為郭老師理解到，按摩強調的是速度與時間，必須在一定時間內達到速度的效應。只有集中加快速度在短時間內操作完成，空間速度的運行才能更快，效果才會好。如果按摩老師邊按摩邊和患者講話，就無法掌握到在三點一線和速度上下工夫。患者也會分散按摩老師的注意力，按摩的時間拉長了，中場需要休息，勢必會耗散了按摩老師在按摩上的速度。

空間醫學著重以按摩的速度在瞬間產生爆發力來提高療效的方法，是非常新穎的概念，甚至於之後郭老師創新推出的小小方治病，同樣也是著重在營造一股瞬間產生的爆發力，能量撞擊的力度是一次到位。

你可能對人體空間醫學的火灸按摩不感興趣，但是想學習小小方的精髓，那麼就要先理解到按摩手法速度由慢到快，當速度達到快速並保持患者原體位暫停不動時，瞬間所產生的爆發力，其能量撞擊的力度將一次到位，這是讓內部能量產生撞擊的關鍵。

空間本草強調的是本草運動的路徑，這個爆發力就是從本草的終點開始發揮效能，也因此二十五味空間本草，都有起始點與終點。

所謂的起點，就是疏散的出口，而終點則是推動力，起點與終點的差距越大，瞬間產生的爆發力越大，能量撞擊力道就能一次到位。

為什麼強調一次到位？速度快、時間短，是按摩理療的關鍵；時間越短，速度越快，衝擊力度越大，大大提高了效果。如果衝力不足，那就是能量動力不足，即便是多衝幾次還是衝不過，這是因為力量均衡了，均衡了再動，力量就小了。這是郭老師在空間醫學提出的一個重要概念：速度決定人生。意思是說，公轉暢通運行的速度，決定了人體的健康。只有理解了速度決定人生的意涵，才能夠明白為什麼郭老師會要求按摩不是拉長時間死擰強勁的按摩，以及為什麼按摩時要保持噤語。

速度決定人生，是郭老師二十多年前所提出的一個新穎論點，如今重新整編，仍然是歷久彌新的重要論點。公轉自有妙法保暢通，是我從郭老師的講課中所整理出的公轉暢通既博大精深，又大道至簡的理論，字裡行間，極富醫學哲理，兼具生活趣味。

公轉就像騎自行車一樣

愛因斯坦曾說：「人生就像騎腳踏車，為了保持平衡，你必須一直前進。」其實公轉也像騎自行車一樣。

郭老師從成功經驗中萃取並總結出，要把能量聚焦並統一在人體的公轉大道上，並且在這條軸線上循環往復，人體才會健康。而公轉大道軸線上的能量循環，主要指的就是身體中軸位置的核心肌群（位於腹部前後，環繞著身軀，負責保護及穩定脊椎的重要肌肉群，包括腹橫肌、骨盆底肌群及下背肌這一區域）。所以說，公轉暢通也就是透過人體內在能量的循環，來強化軀幹部分的淺層及深層肌群的運動。

保持能量在公轉大道周而復始的循環過程，是人體內在能量流動的平衡法則，也是人類生命的本能。這能保持能量的流通順暢，亦可提高身體的健康，更是身心平衡並保持正向的情緒和意念的關鍵所在。在循環啟動後，若想要保持平衡，就必須保持持續前進的速度和動力。

公轉的速度決定人體的健康

醫學改革之路很漫長，郭老師經過漫長的醞釀與探索後，總結出：公轉暢通運行的速度，決定了人體的健康。所以公轉暢通的精華強調的是速度，有速度才能產生動量，速度越快，在治療和用藥上才有力度，才能撞開身體空間能量的積聚。

人體的各種病變，起因於運動速度的改變。正常的運動速度，不能有任何阻力（也就是世人所說的壓力），但要有一定的推動力，這樣人體的功能才能正常運行。只要公轉速度不受阻力，人體就會健康。

公轉好比是一條河流，河流暢通，全身各處可以均勻地進行灌溉；河流不通暢，將導致身體某個部位積水，或是某個部位乾燥，這在傳統醫學上稱作「陰陽失調」。因此，空間醫學強調的公轉暢通，就是保持人體公轉運行的速度。

總之，身體的各種不適、各種疾病，是因為各臟腑的功能運轉速度減緩了，導致其功能的失調，沒有了速度，身體就失去了健康。空間醫學透過小小方、火灸、按摩、晃足等一系列治療，不管採取的治療方法是什麼，都是要增強公轉暢通運行的速度。速度產生頻率，速度加快，頻率自然相對變快，便可以打通人體的細胞、毛細血管及微小的空間，來幫助臟腑細胞運動功能的速度恢復正常，從而使人體達到健康的狀態。只有提升公轉暢通運行的速度，各臟器才能提升效能並恢復本能。

動力是人體生存的關鍵，動力必須強且快速。許多人認為五行是唯心的，事實上五行是唯物的，是人體內物質運動的方向。例如，「肺金生腎水」是肺部的能量通過背部向下走，撞擊命門和腎臟周圍的細胞運動。所有疾病在治療上都要注重背部這條路線，如果路線上的能量運行順暢則身體健康。《傷寒論》的桂枝湯所治療的太陽膀胱經，就是解決人體的背部（即外焦），因為它的作用已經遠遠超出經絡的範疇，能化解上、中、下三焦能量的鬱結。

五行其實就是動力，在癌症轉移的過程中，順著五行方向的轉移為順（五行相生的次序是：金生水，水生木，木生火，火生土，土生金），就如一條河，從上游把一顆大石頭沖到下游一樣，所以要想治病，就要打開通路，打開三焦通往外焦，肺部的能量必然向腎臟轉移，就是金生水，這是正常的現象。如果腎臟的能量向肺部轉移，反生了，就會產生病理現象。

肝部的能量向肺部轉移也沒有問題，能量向下游轉移都不必擔心，所以五行是循環的運動學。因此，治療疾病時要治療下游。

處方時，應考慮達到一條線的目的地，是尾閭、足部、肩胛，還是頭部。考慮能量在運行時什麼地方有阻力，就加大什麼地方的運行速度，加大力度才能更快的恢復。

《黃帝內經》云：「下焦如瀆，中焦如腐，上焦如霧。」空間醫學還體悟到「外焦如化」。

下焦為「瀆」，是物質與能量調節之地。上焦如「霧」，霧乃空間之濕氣。濕與空氣相交，而越膈從外焦下之，氣化生焉。也就是說，人體空間通道的出口，是指上焦能量順利通達於外焦而言。

中焦如「腐」，腐者腐熟之意。而中焦之腐，必借助細胞撞擊之力，上部有可宣之空，下部有可動之力，中部才能腐熟焉。唯有膈下（是指橫膈膜以下，橫結腸及其繫膜以上，和兩側壁層腹膜之間的間隙）之空，中下二焦的細胞才有空間活動。很多婦科病都是因為下部沒有動力了，下焦細胞動力上不去。腹腔必須在動力體系配合下，才能發揮承上啟下的功效。中焦缺乏活動力，成了死水，怎不得病？

三焦要動，必須揭開壺蓋，傳統醫學稱作揭蓋法、宣肺法，也是保證公轉任督二脈暢通的關鍵。但開口時，不能開大口，開大口會把能量宣洩掉，下焦的壓力小了，動力不足時，運行速度反而慢，因此壓力與動力的問題要掌握得宜。

郭老師以公轉暢通做為醫學治療的總則，並且強調公轉大道軸線的運行速度，同時也充分應用了推動點、物質的所在點（需要運動的點）、拉力點等三個點。

那麼，我們要如何達到能量流動的平衡呢？要有出口與入口的通道，就像騎自行車一樣，車起步時，踏板要放一高一低，高的那一腳往低處踩，因而帶動腳踏車整體向前。

要有出口與入口的通道

空間醫學是如何達到能量流動的平衡呢？首先要為能量流動尋求一個出口，進而為能量流動找到一個入口。

生命本體不斷運行時，總是需要一些出口，才可以把過度積聚的能量宣洩出去，使能量得到調節，使壓力得以排遣，就能使自己的心靈品質得以提升。

然而，有些時候出口又像是入口，可以把內在稀缺的能量導引進來，能有效地持續提升內在能量，那麼，能量流動的入出口在哪裡？

要領：就跟騎自行車的原理相同，雙腳一高一低

人體空間醫學把能量聚焦並統一在公轉大道軸線上，因此，公轉暢通是強化核心肌群的關鍵所在，也能保持能量流動的平衡。

出口、疏散點和直接動力點都在公轉大道軸線上，因為公轉大道是迴旋式的升降，所以當疏散點通過出口把需要疏通的能量疏散出去後，就會返回到疏散點的下方，並且成為推動疏散點通往出口的直接動力。所以，出口一定要高於疏散點，那麼直接動力必然就會低於疏散點，都會在疏散點的下方。另外，能量起步是從能量高的地方開始，並不限哪個特別的位置，這就跟騎自行車的原理相同，都是在公轉大道能量流動循環往復的這條軸線上。能量起步時，要在能量高的部位向前提升，例如，肚臍部位的能量高，肚臍就是疏散點，所以能量起步要在膻中（雙乳正中央），而當膻中動力的能量往前動時，膻中就是肚臍部位能量的出口，肚臍處的能量會跟著一起向前提升。接著，能量迴旋返回到肚臍部位的下方（下丹田），成為推動肚臍這個疏散點通向出口的直接動力，當出口、疏散點和直接動力能相連結與流通了，就達到公轉的暢通，而在這條相連結與流通的能量循行路徑上，人體面臨到的所有問題都可以解決並獲得療癒。

如果是膻中部位的能量高，能量起步要在百會或大椎，當百會、大椎的能量往前動時，膻中部位的高能量就能跟著百會、大椎的能量一起向前提升。把膻中部位需要疏通的能量疏散出去

後，也會返回到膻中這個疏散點的下方（肚臍），並且成為推動疏散點通向出口的直接動力。命門部位的能量高的話，能量起步要在尾閭或是會陰，尾閭、會陰的能量往前動時，命門部位的高能量就能跟著尾閭、會陰的能量一起向前提升。把命門部位需要疏通的能量疏散出去後，也會返回到命門這個疏散點的下方（夾脊，位在膻中正後方），並且成為推動疏散點通向出口的直接動力。也就是說，直接動力點永遠都會迴旋到疏散點的下方。

所以，人體的能量如流水一般需要流動和出口，而能量流動出口的特點，永遠是在能量高的部位的上方。當能量流不出去時，就會形成壓力，但如果我們能看到壓力的好處，並且把能量高的向前提升了，就能將壓力轉換成有利於能量流動的前進動力，這就很像騎自行車時齒輪棘輪向前轉動一步，是保持能量持續前進的速度和動力。

所以能量流動的出口與入口都在公轉大道上，而能量流動的向前提升，既是出口，也是創造持之以恆的動力入口。這也就是為什麼空間醫學二十五味本草都有起始點和終點（即出口和入口），可以做為公轉大道上生理動力系統的啟動點。

如道家提出「人體處處皆丹田」，太極拳也說處處是太極。郭老師也曾經說，在公轉路徑上，循環往復的任何一個點，都是動力，都可以做為公轉暢通的原動力。這一種自然而然向前推進，即是對於一種生命狀態的表現，以公轉自然的本能超越習性、戰勝慣性力，可以促進血液循環，平衡血壓，增進心肺功能，也可以使自己的身心靈維持在最佳狀態。公轉暢通，可讓你在練習流動的平衡法則過程中，使自己更加領會「專注」，回歸身心靈原本就該擁有的平靜與健康。公轉暢通的一步到位，即澈悟；流動的平衡法則，即解脫、回歸遵循身心靈自身的規律運行。

促進公轉暢通是空間醫學治療的總原則

人體空間醫學認為，人體空間能量分布的不均衡會導致一系列的疾病，疾病的部位、性質和程度雖然存在千差萬別，但都可以透過暢通公轉運行的方式得到調整，正如傳統中醫一藥治多病，雖然病名不同、症狀不同，但都可以透過一味藥來解決。「公轉暢通」是人體空間醫學治療疾病的關鍵所在，而促進公轉暢通是人體空間醫學治療的總原則，用藥與其他治療方法都與此相關。在實現公轉暢通的過程中，要遵循以下幾點具體原則：

1 打破病名，參考症狀

人體空間醫學提出：「打破病名，參考症狀。」無論是中醫還是西醫的病名，都一律打破，將症狀當作診斷的參考，直指病因，針對病因進行治療。例如胃病，現代醫學將胃病分為萎縮性胃炎、胃潰瘍等等，人體空間醫學打破了這些名詞，無論是萎縮性胃炎還是胃潰瘍，都可以應用能量撞擊的方法，啟動下焦能量，使之向上撞擊，在撞擊的過程中，胃部功能得以恢復，胃病自然消失。再例如癌症，人體空間醫學將所有癌症的原因都歸結為人體空間能量的高度積聚，透過暢通人體公轉的方式來疏散高度積聚的能量，就從根本上解決了癌症問題。

症狀是人體微觀領域變化的綜合表露，處於動態變化的過程，所形成的病灶並非固定不變，傳統中醫用聚、散、化結、破瘀等名詞，表明症狀的易變性和短暫性。在參考症狀的過程中，從患者敘述的一系列症狀中尋找至高點，並透過至高點查找疾病的根本原因。比如說：肚子疼、胸部憋悶，要從胸部憋悶的上方著手治療。所以要按摩右肩胛，至於小小方就要開立治療背部空間的藥，胸部憋悶的能量有了出路，胸部憋悶好了，肚子疼也就得到治療。

2 為積聚的能量尋找出口

人體空間能量的聚積，是形體細胞或臟腑失去活動力所產生的結果。而人體空間能量的聚積，又會影響到形體細胞或臟腑功能活動時的空間。因此，空間能量積聚引起的疾病，與細胞或臟腑本體病變有互為因果的關係，二者可以相互轉化，所以，疏散人體空間能量的聚積是解決疾病的關鍵。在癌症的治療上，尤其如此。人體空間醫學認為，癌症姓「瘀」不姓「毒」。癌症是高能量的積聚，在治療上以疏通為主，不應以毒攻毒。

能量運動有相互推動的特點。人體空間的能量是從壓力高、濃度高的部位，往壓力低、濃度低的部位運動。

在公轉的循環線路上，任何一個部位都擔負著兩種角色，既是上一個部位能量的直接疏散點，又是下一個部位能量的直接動力點。

方法一：考慮疏散點和動力點

就人體的四大空間而言，胸部是腹部能量的直接疏散點，又是背部能量的直接動力點，而背部既是胸部能量的直接疏散點，又是尾閭部能量的直接動力點。治療疾病時要考慮能量積聚部位的直接動力點和疏散點，還要考慮第二、第三疏散點。腹腔有病變時，既要解決胸部的能量問題，也要關照背部能量的情況，如果背部能量無法疏通，則胸部能量無法疏通，那麼腹腔病變仍然無法得到解決。只有從整體著眼，為積聚的能量尋找出口和動力點，才能徹底根除疾病。

方法二：從症狀部位上找出路

空間醫學認為，症狀均由人體空間能量的不均衡所造成，因此所有的疾病彼此間都有共同的症狀，例如：「頭痛」的症狀，會表現在外感、高（低）血壓、內傷、失眠等疾病上；「噁心」的症狀，會表現在胃病、高（低）血壓、腎病等疾病上；「背沉緊」的症狀，會表現在傷風感冒、心臟和肺部病變等疾病上。因此，提出了以「症」為主，以症狀當作診斷依據，並且以公轉暢通來區分臟器的生理與病理。

由此得知，人是一個相互推動和影響的整體，即便有若干症狀、眾多疾病，但都是由一個病因引起的。倘若是兩個原因引起，矛盾會相互激化、相互改變。所以，不管是頭痛、足痛、腰痛、肚子痛、噁心、心慌等這些症狀，都是由一個原因引起的。不過，頭痛並非頭部原因，心臟病的病因不在心臟，腰痛也不是腰部原因引起的，因此空間醫學在預防保健上，採取推、宣、提（詳見後文解說）的策略，使能量轉變成動力。

例如，臨床過程中，肝部病變首先是影響肺部的正常功能。而肺部的不適，會使背部出現沉、緊或冷等症狀。能量的逆向推動，即從背部著手，調整背部的能量運動，則可治療肝病。

肝病↓肺↓背部，治療肝病可從背部入手。

腎病↓肝↓肺部，治療腎病可從肺部入手。

脊背↓腎↓腹部，治療脊椎病可從腹部入手。

頭部↓胸↓大椎，治療頭部病症可從大椎入手。

此外，外焦空間是五臟六腑能量運動的總出口，很多疾病都可以透過外焦空間進行調解。在臨床過程中，尤其要注意背部、腰部的症狀，如果在查症的過程中，伴有背部或腰部症狀，比如背部沉、緊或者腰部瘆、疼，首先應考慮調整外焦空間能量的濃度與壓力，這是促進人體健康的關鍵。如果臟腑實，則疏散外焦的能量。如果臟腑虛，就增加、宣騰外焦的能量。人體五臟六腑的運動平衡，是透過外焦能量壓力的增減來調節的。

改變外焦空間能量的壓力，從而調整人體整體能量運行，為調治人體疾病的有效方法。

人體的四大空間是相互聯繫的，是能量循環的場所，也是臨床治療的法則，下焦有病看中焦，中焦有病看上焦，上焦有病治外焦，不是哪裡有病就治哪裡。外焦恰恰又是治療一切疾病的關鍵。

方法三：從橫膈膜找出口

橫膈膜以上常見的疾病、症狀和癌症，如肺癌、食道癌，開口都在尾閭。這些疾病的主要病因是外焦不通，三焦的能量不能越肩胛到達腎臟，公轉暢通受阻，造成四焦的瘀滯而致疾病，因此，治療時採火灸尾閭，讓尾閭部能量至空，尾閭部空了，外焦能量就會從上而下地輸送，進而使上焦高能量的積聚得到了疏散，公轉暢通了，四焦循環正常運行，則疾病得以治癒。

尾閭是治療五臟六腑疾病的出口，也是推動臟腑功能運動的動力，會促進局部能量的協調運動，恢復身體本來的面貌。尾閭是五臟六腑疾病的反射點，身體內部疾病在尾閭部位的展現，跟其他部位比較起來會有所不同，例如在膚色上，只有尾閭部位的膚色會明顯呈現出深紅或暗紫色等，或者把手輕放在尾閭部位的上方時，會感受到該處幅射出一股刺麻的寒涼之氣。

這是因為五臟六腑的能量在尾閭部位的積聚所形成的現象，只有打開這個能量積聚之處，才能夠確保公轉路線通暢、臟腑功能正常運動，也才能夠變廢為寶。能量積聚在尾閭部都是寶，關鍵是怎麼開發運用。同時，要刺激會陰，透過會陰向前促進任脈能量向上運動，目的是增加尾閭部位的能源開發，以及細胞之間的撞擊運動，尾閭部能量才能運動，這也是中晚期癌症患者的存正氣，促督任相交並扶正氣的最好方法。

橫膈膜以下的癌症，如結腸癌、子宮頸癌等，病因多是上焦瘀滯，可以透過火灸頭部，打開頭部關竅，疏通頭部空間通道，使頭部清亮，為臟腑能量的疏通打開通道，發揮提壺揭蓋的作用。上焦多餘的能量通過火灸頭部而疏散開，達到至虛的目的，中焦的能量就會向上運行，下焦的高能量積聚就有了空間。只有創造空間，才能使能量產生流動。火灸頭部，是開上口，這是治療癌症的關鍵。只有上口開了，才會給高能量一個出路，體內的積聚能量得到疏通解決，公轉暢通了，使疾病得以治療。當然，臨床中也會具體分析問題，根據患者的舌苔、病情變化的不同，採取不同的治療部位，總的來講，都是為了達到公轉暢通，使體內能量重新分配且達到平衡狀態，從而治療疾病的。橫膈膜以下常見疾病與症狀，開口則在右肩胛。

破壞人體整體的是第三者

空間醫學發展了傳統醫學的元氣學說、宗氣學說、氣的概念學說，認識到了人體的動力是一個相互推動、相互影響的整體，因此疾病的治癒即是運用第三動力。這一點非常關鍵。

只有運用第三動力，撞擊力才最高；只有反方向的撞擊，力量才會大，這一點與傳統醫學非常不同。例如肝部的病變，首先影響了肺部的正常功能，而肺部的不適，又會使背部出現沉、緊或冷的症狀，因此，人體空間醫學的治療從背部著手，調整背部的能量，則可治療肝病。所以我們找到了規律：對於肝病，要尋找背部，肺部雖然是肝部的出口，但背部才是肝部的第三動力，是治療肝病的通道；腎病，肝是通道，肺是出口；脊背病，腎是通道，腹是出口。

為積聚的能量尋找出口，從症狀部位上找出路，也就是從第三部位進行治療。老師經常幽默地說，破壞人體整體的是第三者，雖然這是玩笑話，卻也是事實。古人講有病怕傳經（指六經：太陽、陽明、少陽、太陰、少陰、厥陰六條經脈），在傳經過程中，如果傳到第三經了，病就不好治了，因為動力被切斷了。治療癌症和疑難病，都是找第三個部位下手，也是最好的竅門。肝臟有病時，不會針對治療肝臟，因為肝臟上部膈膜是第二個部位，在上部的肺部才是第三個部位，所以空間醫學會直接從肺部下手治療，即運用第三動力。因此，如果肺有病，也不在肺部治療，而是在背部。

婦科子宮病也是找第三部位，子宮是第一，小腹第二，大腹第三。治療婦女的子宮肌瘤、子宮內部一切病變，起碼要從腹腔下手。病在少腹時，我們從中焦下手，中部空了，子宮和腹腔裡的氣血馬上更新，舊的氣血往上走，然後新的氣血就會補充上來，氣血更新了，汰舊換成新的了，還會有什麼病？要治婦科病，治療中脘部是關鍵。

倘若婦科病的患者食慾不好，顯得有些面黃肌瘦，這是因為中脘部經脈過不去了，通道路口堵塞了，所以婦科的第三動力就會受到影響，引起肺部低燒和背痛的症狀。為什麼？發燒和背痛都是症狀，所謂症狀是反映出堵塞路口的關鍵。如果婦科病已影響到肺部，在古時候這病就不好治了，因為傳統醫學認為傳經到第三臟腑是最難治的疾病，而空間醫學治療疾病都是從第三臟腑著手解決的，是由前三、後三去檢查及解決疾病。

總之，以婦科為基準點，上方的第三部位即肺部，或者是後方的第三部位即尾閭的地方，進行能量的疏通，出口一定要通暢，這樣氣血才能通暢，能量才能流通正常，也就是一切病要有出口。此外，見腎病也不治腎，比方說腎炎嚴重到出現乾嘔症狀，這是因為中脘部出口不通，因此腎臟病也伴有嘔吐，所以應認識到第三部位是治療疾病的重點。

脊背部、腰部、脊椎部的出口在腹腔部，所以腰間盤突出和腰痛治療的方法是清理腸部，先通便，把肚子一通，腰就不痛了。腰間盤突出和腰痛的出口在腹部，這是空間醫學的絕招。

不對稱、不平衡，才是最美妙的智慧

公轉暢通的秘訣，就是能貫穿任督二脈陰陽之氣的能量，成為心腎相交水火既濟的能量通道，接續將帶動脾胃氣機升降出入的樞紐，就能打通人體內在空間通道。這是因為郭老師掌握到不對稱、不平衡這美妙的智慧，人體五臟的位置並不對稱，如果是對稱的話，各個細胞的撞擊力度就小了，正是因為不對稱，這個細胞群的輻射才能對其他細胞群產生推動和撞擊。因此，人體空間醫學有別於傳統醫學治療方法的策略，傳統醫學是縮小物質之間的距離，漸漸調和。空間醫學是突然加大，瞬間下來，啟動壓力，壓力差越大、撞擊能量越大，故變化越大。小小方也就是應用（拉大）藥物劑量的比例，來製造升浮、降沉的相撞擊。

不平衡是在幫助身體做出相應的平衡

其實郭老師早在推廣動意功的氣功站樁時，就強調了左右兩手對身體遠近距離的不對等，比如右手近，左手就遠；左手近，右手就遠，這種不對等的關係就是不平衡、不對稱。

在智能醫學時期，郭老師更發展出一套手勢療法，也是應用兩手對身體遠近的不同，所產生的不同壓力，讓停滯在空間裡的能量重新啟動起來，藉由能量的流動，幫助身體做出相應的平衡。當時許多別家的功法強調平衡、姿勢美，卻忽略空間能量流動的問題。

郭老師以不平衡、不對稱的方法，解決不平衡、不對稱，並非標新立異，而是透過在臨床上對左右心房研究後的經驗總結。西醫在用藥上都主張擴張血管，但究竟是擴張動脈還是靜脈，必須搞清楚，凡是浮腫的人，都是左心房動脈血出去得多了，右心房靜脈血回來得少了。所以，在調節壓力前，必須清楚應擴張動脈還是靜脈。如果同時擴張，等於沒有擴張，甚至會引起嚴重的後果。人體的動力就是治療的關鍵，調動動力就能治病，同時應認識到，人體五臟的位置並不對稱，各個細胞的撞擊力度才會夠大。

到了人體空間醫學時期，郭老師又提出了「至實至虛，天人合一」的論點，實際上，就是把不對稱、不平衡的智慧發揮得淋漓盡致，至實和至虛正好相反，這是故意製造兩端的壓力差，因為距離越遠，撞擊的力度越大；以矛盾解決矛盾，就是刻意製造並拉大人體的虛實關係，就能達到空間能量流動的目的，幫助身體做出相應的平衡。

至實至虛，天人合一

所謂「至實」，就是增加動力點部位的能量運動，加大能量積聚部位的壓力到一定的程度；而「至虛」就是疏散點部位能量降到最低，降低能量不足部位的壓力到一定的程度，加大與周圍能量的壓力差，過高的能量自然會往能量不足的部位補充。

「至實」、「至虛」在虛實中產生了不平衡、不對稱，能量之間的壓力越不對等，懸殊越大，產生的撞擊力越大，所帶動的動力越強，人體內部清升濁降才能實現。比如說，當我們將物品拿高再往下放，砸到地上的坑就會更大。人也是如此，能量突然下降，力度很大。傳統醫學是縮小物質之間的距離，漸漸調和，但空間醫學不是調和，而是突然加大，再瞬間下來，啟動對方的壓力，壓力越大、撞擊越高，故變化越大。

能量多，壓力必然大；能量少，壓力必然不足，所以動意功強調了左右兩手對身體遠近距離的不對等。而智能醫學的手勢療法，除了應用兩手對身體遠近的不同所產生的不同壓力，幫助身體做出相應的平衡之外，還將能量從多的部位往不足的部位調動，這是為了調整及均衡壓力，調整能量的濃度，使其保持動態均衡的分布。

對於人體空間醫學強調的「打開能量出口」理論的認識，是源自對左右兩手對身體遠近距離的不對等的理論探究，從一定意義上說，是郭老師更深度地掌握了壓力差理論，以壓力差為能量流通創造了條件，在調整能量壓力時，要調整人體能量與物質之間互為因果的關係，促使能量與能量、能量與物質之間的相互撞擊，再由相互撞擊時產生的壓力來推動公轉運行。

因此，人體空間醫學在公轉暢通上遵循「至實至虛」的原則。為了能量順利運行，所需遵循的能量運動特點是，從高濃度向低濃度流動，目的是促進能量的自然流通，而非主動引導能量運行的方向。

所以，至實高濃度必然向至虛低濃度流動，在調整壓力時，必須有至實推動力的輔佐。郭老師因而創新出「三點一線」的方法來治療疾病和養生。

三點一線方法

空間醫學養生的原理原則，是調整壓力，達到能量疏通為目的。調整壓力是調整空間與實體之間互為因果的關係，並推動能量的相互撞擊，再由相互撞擊時產生的壓力，推動並刺激周邊能量的流通。因此，空間醫學的理論是一個整體的理論，沒有臟腑之分，沒有經絡之分，在調整空間的因果關係時，採取的策略是「三點一線」的方法，只掌握住能量高的往能量低的補充之原則。哪裡的能量高就疏散那裡的能量，運動那裡的能量，這樣也是調整人體的大風水，達到健康養生的功效。不要管對方是什麼病，只要對能量高的地方（病灶、不適症狀）給個出口，給個疏散口，能量必然往能量低的地方流動，而且在運動的過程中必然會產生撞擊，產生推動力。所以空間醫學以舌苔做為診斷依據，以症狀為參考標準。

依據舌苔凸出隆起開方用藥。不管對方有什麼病，將舌苔高處平了，什麼也都解決了。而且沒有直接針對哪個臟腑去補，人體能量運行正常了，便無所謂補瀉，所以在養生上是化繁為簡。

物極必反，否極泰來

所謂的物極必反是，當一個物質變化到一定的極端，就會向相反方向運動，起到反作用，以矛盾解決矛盾，拉大人體虛實關係。當一個空間虛到一定的程度，就會被相鄰空間的能量撞擊、補充。至實至虛，就是調整壓力，將能量多（濃）的調動到能量低（淡）的部位，所以動一個點就能治全身疾病。尤其是治療癌症，癌症是至實，它的能量疏散要用至虛來解決，找到病變部位，為其能量運行找出口。就以空間本草之蒲公英和獨活為例，同時應用這兩者，能發揮促進公轉的作用。蒲公英一味藥的作用，將會陰能量由下而上運行到任脈的末端，接者再由獨活帶動能量由上而下運行，從頭部的任督交界處經大椎向下運動，到尾閭、湧泉。

劑量上，蒲公英七克，從會陰處增加空間壓力，推動能量向上運行，對人體下焦部位起到撞擊攪和的作用，因而能調節人體大小便、婦科病、前列腺病等，達到傳統醫學所講的清升濁降作用。蒲公英一克，可使任脈末端能量交合於督脈齦交穴，這是蒲公英的特點。

獨活在應用上，能使督脈起點的能量下行，當用五克的時候，能量匯聚在尾閭處，增加了尾閭部的壓力，並且轉向任脈，與任脈連結上。

所以，公轉暢通是掌握兩端壓力差，而小小方巧妙應用了蒲公英與獨活，將任督二脈貫穿為一條線。蒲公英能使任脈末端的壓力貫穿於人體的督脈；應用獨活則減輕了督脈源頭的壓力，進而使陰陽相交，並調節人體五臟六腑的盈缺。因此，在用藥上，應增加尾閭部位的壓力，減少任脈會陰區的壓力，才能促進陽與陰交、陰與陽合，而如此形成的能量是公轉運動。公轉是任督二脈的正常運行，對全身的諸陰經、諸陽經是一個綜合的治理方法。

貫穿任督脈的介面是「空」，而任脈輸送到督脈，以及督脈輸送到任脈中間，是一個空間。此一空間能量的濃度與壓力，是任督脈貫穿、呵成一氣的關鍵。

人體的運作雖然是一個統一的能量運動，卻是處於一個不協調、不平等、不均衡狀態的能量運動。強調人體能量的全部平衡，並不符合氣血能量的運動，因此，在調節過程中，一定要掌握兩個差度：任脈末端的壓力，一定要高於督脈起點的力量，這樣才能達到陰陽一氣，貫穿任督二脈。同時，要認識到尾閭與會陰兩者的差距，只有命門部位的壓力高，才能向會陰部運行。所以，應減少會陰部的壓力，增強尾閭的壓力。在處方用藥、按摩調理，乃至氣功健身上，應掌握此一原則，倘若不懂人體公轉大道能量之運行，就會逆道而行，達不到調節人體健康的目的。

公轉將壓力扭轉為前進的動力

人為的動力——推、宣、提，可使能量轉變成動力，也是巧妙應用壓力差的方法，將疏通並轉移能量的積聚，調整人體的能量分布。

若想製造人為動力，實現人體內部能量搬家，就要遵循能量運動的特點，又要充分了解人體內部能量運行的規律，在借助元氣推動力和五行生剋循環關係的基礎上，還要遵照至實至虛、清降（外焦能量下行）清升（脾氣上行），以及為能量尋找出口等一系列的原則，這些將在治療原則中介紹。

空間醫學在治療上，以「至實至虛，回歸自然」為原則，以「調公轉，祛其疾」為手段，以升降浮沉為基礎，以藥物的氣與味為工具，整體運用並調動了各部位空間的能量，以「推」、「宣」、「提」的方法使能量轉變成動力，促進人內的清降清升。

「推」，是應用外力。「宣」，是針對本體，例如，肝臟的病就在肝臟宣，肺臟的病就在肺臟宣。「提」，是上邊把能量提起來。能量一運動，氣血也就跟著運動起來。人體空間裡的精華能量上升，混濁能量往下降，引起氣血運動，並以細胞群體的能量輻射為動力，調整人體的整體功能，改善人體的病理變化。

《黃帝內經》講陰陽、講臟腑，但是沒把臟腑解釋清楚。臟為陰，腑為陽，臟所運用的功能都是向上，然而，臟為陰，應當是向下走，為什麼向上走？這是幾千年來的疑問。陰陽辨證，臟為陰，功能向上，是陰中之陽；腑為陽，功能向下，是陽中之陰。實質上，經修練後才弄清楚這一點：臟的細胞所輻射出來的能量都向上走；腑的細胞所輻射出來的能量都向下走。古人講，外陰屬陽，向下為順；脾主陰，向上為順。實質上，每個部位的功能，都是對應的相互矛盾。

氣功站樁也是透過身體鬆緊的衝突矛盾，只有這樣，整體才能運動。下盤穩固了，上身就容易放鬆；細胞內部緊，其外部就展開了；外部緊，內部就展開了，唯有如此，才能產生能量的運動，進而啟動活絡細胞，這就是陰陽的辨證關係。上古時期談《黃帝內經》的人是高人，把人研究透了。

空間醫學的應用，重點在於掌握物質與能量的轉化、能量撞擊物質的變化，以及人體空間能量的濃度與壓力的變化。空間醫學在藥物的應用上，與傳統的用藥方法截然不同，是以藥物功能具體化為基礎，針對人體的功能而用之，並非針對疾病而來。

傳統醫學的藥物學講什麼藥針對什麼病，以病名局限藥物的發展，阻礙了中醫學的發展，只發現藥物的含量、性能，並未發現藥物的功能。應從藥物的本質、功能、作用上研究，看看藥物究竟有什麼效果，而不是從它的複合劑上研究，而是要看這個組成所產生的變化。

空間醫學是新世紀的一門新科學，源於傳統中醫，卻不受傳統中醫理論的束縛。它以現今的細胞理論為起點，在智能醫學的基礎上，進行深入的研究和大量的臨床實踐，並總結得出結論。唯一的框框就是療效。

我們應時刻謹記：白貓黑貓，能捉耗子的就是好貓。醫師治病，不管應用什麼方法，只要見效，就是好方法。因此，空間醫學不受人體生命科學中繁瑣的物質名詞限制，更進一步剖析物質與能量間的相互轉化關係，強調運用此關係來恢復人體的健康。

第四章 外焦，重新啟動公轉暢通的發動機

就我個人學習空間醫學的經歷和認知，心得是：想要照顧好自身的身心健康，不能只向外界求助他力；光靠吃藥、尋醫的行為，只會讓自己的內在越來越匱乏。醫學養生的這個過程，身和心是需要雙向交流的，彼此要能夠互動和回饋，所以生命健康最重要的是「向內求」，是需要找內在的原因和方法，才能明白醫學養生的機理機制並實踐在生活上。

就連古代養生大家、歷代高壽長者，以及名醫、大德、高僧、高道也不例外，都是內求、內練的。先哲李時珍也有一句名言，經絡是「內景隧道，唯反觀者能照察之」。這句話的重點是內求，是內觀、內視，向裡面看我們的五臟六腑，才能觀看得出氣血怎麼流動；然後再透過內在修養，並養成自我反省、自我修養的習慣，進行調整氣血和臟腑的內練來養生，讓自己不只是限於保持生理層面的健康，心理層面也同樣重要。

現代科學與醫學心理研究證實，不僅生理或病理能影響心理，心理也能影響生理或病理。而且這些生理機能不僅顯現在白天，也包含在晚上的睡眠中，甚至於會影響在靜坐時所顯現出來的

幻景。因此，人體臟腑的生理活動也構成了夢境和幻景發生的誘因，同時也是解決身心能量慣性的根源。

所以，人體空間醫學有一個特色，就是毫不避諱地把「潛藏在身體的各種疾病和情緒，正在內在轉化或釋放的過程中，所顯現的類似夢境的幻景」，稱為「解幻的科學」。

我們在集中注意力、聚精會神、頭腦清晰時，能映照出自己的內在能量，於是，自我療癒就開始了！然而，大部分人都無法覺察內在能量的模式，只能在無意識中被身體慣性掌控。

我能從人體空間醫學中悟透真理，自我啟發、自我定位，並發揮生命應有的價值，是因為我除了學習人體空間醫學，也鑽研解幻科學的領域。比如說，我個人就是在夢境中如實照見五臟六腑的真相，釋放了自己生命的本能能量，才能在舊有慣性中發揮內觀、內視、內省的能力，幫助我去領悟及明白公轉暢通正面的信念，以建立穩定的基礎，繼續往下扎根，向上結果。

在夢裡學習自我覺察

夢裡什麼都有，可能夢見自己在考試、從高處墜落，有可怕的怪獸在後面追逐你，這些也是我常夢見的情境。但是，我也會在夢裡學習自我覺察，曾經做了一個和覺察力有關的夢。

夢中，我不停地啜泣著，意識是清醒的，但不明真相，也未以心識領悟自己何以哭泣。哭得越洶湧，越是傷心，而我只是看著自己，卻放任不管。這時，郭老師忽然來到夢中，將我扶起，但夢中的我仍不斷啜泣著，直到老師一巴掌打了過來，我才真正醒悟過來。

我小時候在睡夢時，也曾經因為不明原因而哭泣，哭得傷心極了，醒了還有眼淚，卻怎麼也想不起來自己是做了什麼夢。我淚眼矇矓地看著躺在一旁的姊姊，不解地問她發生什麼事了？姊姊說，我在睡覺時突然大哭起來，哭了一整晚，任憑爸爸怎麼叫都叫不醒我。我對小時候的記憶都比較模糊，但唯獨對這件事卻是印象深刻。

因為這個夢，我開始在想，現實中，我們往往誤以為自己是清醒的，其實心識並未有覺察的力量，以致誤入迷魂陣卻不知。但是，我們在面對自己的身體時，何嘗不是如此？往往不知道自己的肌肉有了痠痛，又是何時開始感覺到疲倦、頭痛、腹瀉等等，更不知道自己身體健康的極限在哪裡。我經常在想，如果我們不知道自己的生命怎麼會淪落到這個田地，也不知道自己的下一步該往哪裡走，當然就無法維持對身體的覺照。

在睡夢時突然大哭起來的情況，並沒有隨著我長大而停止，即使我已經覺察到自身身心能量的慣性，也經過很長時間的修行，仍然無法避免它再次發生。要改變一個舊習性或培養一個新的好習慣，對任何人而言都是非常不容易的事。直到老師的一巴掌打了過來，我才明白內在隱晦且難以覺察的習性，對人的身心的影響力。

因此，我參悟到了在以空間醫學促進公轉暢通的同時也練習正念覺察，就會對自己的身心有更細緻而深入的認識和體會。當我們更有自覺時，將逐漸打破加諸自身的限制，為生命帶來不同的改變。打破認知的局限，將改變你對醫學養生的舊有觀念，而在擁有了更深層的理解之後，就可以順暢自然地借助各種內在能量，快速達成公轉暢通的目標，自然會明白下一步該怎麼走。

如果還不知道下一步該往哪裡走，就先把外焦的通道打通，外焦是重新啟動公轉暢通的發動機，也是公轉出入升降玄關的風水關，三焦能量的出入都必須經由外焦，因此，外焦被稱為能量的門戶，也是人體四焦能量有序化運動的關鍵連結通道。外焦是人體內正氣運行的高速公路，正氣能量猶如開閘洪水傾瀉而下，直奔推動命門，再去撞擊尾閭、會陰，然後返回下焦撞擊腸繫膜，持續向上推動中上焦，如此循環往復。直立能量在瞬間釋放而造成的作用力，將會引起人體四焦（四大空間）一連串相關事物發生相應的變化，因此外焦通，公轉一氣自流通升。同時，外焦還有八大通道（詳見後文說明），也是人體內部能量與大自然外界交換互通的通道。

由此可見，外焦所居部位極為重要，一舉一動皆足以影響整體的空間。

外焦通，公轉一氣自流通

當公轉暢通上下頻升降時，是心腎相交和脾胃氣機升降出入作用的一種體現，也就是打通了人體四焦（四大空間），並且在良性循環迴路的動態交互作用下，每循環一次，內在動力系統就能獲得重新啟動。而內在動力系統，又是心腎相交和脾胃氣機升降的疏散口與推動力，三方達到相輔相成，相得益彰的功效。這意味著我們的身體健康是相互交織的，有時候其中一方的功能無法發揮作用時，另一方也會受到影響。除此之外，還有一個部位也會影響人體的健康，那就是人體的第四焦——外焦。

所謂「上醫治未病」、「防患於未然」、「預防勝於治療」，許多人對這些話都耳熟能詳，卻是一知半解，經常忽略許多疾病是可以預防的。

以人體空間醫學來說，我個人認為，最重要且根本的預防之道在於外焦，只要外焦通，公轉一氣自流通。比如大家都有透過按摩腰背部的方法，使不適症得到緩解的體驗。推拿或按摩腰背部，不僅是一種能量的釋放和舒壓，其實外焦既是負責統領其餘三焦，也是人體四焦（四大空間）能量運動變化之總樞紐，是三焦能量疏散和灌注的主要通道，人體各臟腑的能量投射均匯聚於此，所以一切疾病的根源都可從外焦找出端倪。除此之外，外焦也提供了心腎、水火陰陽既濟的區域通道，以及脾胃氣機升降出入緩衝的空間。人體的推動力和撞擊力的形成原因及過程都在外焦，比如三焦能量越過兩肩胛到達後背部疏散和灌注到外焦時，外焦能量會以迴旋的方式通過尾閭、會陰再循環返回到下焦，對中上焦形成撞擊力。也因此，人體空間醫學所有的治療方法和策略都在外焦，比如火灸按摩右肩胛和尾閭等等，是為了幫助三焦能量疏散並灌注到外焦，是從有序到無序，再讓無序回到有序的法則，實際上這是熱力學第二定律，熵增使一切趨向無序，然而生命卻極度有序，所以生命以負熵為生，這也是預防與治療的守則。

外焦是重新啟動公轉暢通的發動機，可以說是人體空間醫學靈魂的所在。其實，郭老師在動意功時期，曾提出了「生命以負熵為生」的理論，所講述的部位就是外焦。郭老師是如何發現外焦的？其功能作用是什麼？與《傷寒論》的太陽經有什麼不同？接下來我們就要來進一步說明。

外焦的發現與其功能作用

外焦與傳統中醫的太陽經既有區別又有關聯。傳統中醫的太陽經，指的是足太陽膀胱經，太陽經穴為俞（孔隙的意思，指經氣所居留之處在筋骨肌肉的空隙間），一旦能量發生積聚，太陽經絡處容易發生結節現象。

空間醫學的太陽區是針對區域而言，也就是所謂的外焦，是指脊背內側與五臟六腑之間的大空間，包括整個背部、腰部的大空間，連結了人體四大空間的內向、外向通道。

連結人體四大空間的內向通道在人體的正面有：上為左右肩窩下凹陷處的空間，是能量達於上肢的通道；下為左右腹股溝內側凹陷處的空間，是能量達於下肢的通道。

連結人體四大空間的外向通道在人體的背部有：上為左右肩胛骨縫，下為左右腹股溝內側凹陷處的空間、兩胯骨骨縫（胯骨位於骨盆的兩側），所以這些外向通道是輸出外焦能量的通路，是人體內部能量與外界互通的渠道，以及與大自然交換之所。

確保人體空間八大通道的暢通，有利於能量的順利運行。當上肢的內向、外向通道不通，例如出現沉重、痛腫，則容易導致心肺區疾病，可用忍冬藤、香附解之，而降胸中壓力，為九節菖蒲、夜交藤之功；下肢的內向、外向通道不通，出現沉重、痛腫，則容易導致腎區與骨骼疾病，可用香附、白朮調之。若無力而上，則下推上提互用，推則黃耆，提則桔梗，而增強能量，為紫石英、羌活之職。相對的，要治療心肺區、腎區與骨骼的疾病，便要打通八大空間通道。

郭老師在臨床上進行探究後，得知外焦的實質與作用，既是水火陰陽既濟的區域通道（玄關），也是能量的消化之地，所以三焦各部的能量皆匯聚於外焦，在外焦進行交換、異化，從而產生新的能量，然後才從外焦返回到下、中、上三焦，再輸送至各臟腑。所以，外焦統領了三焦，是公轉暢通的關鍵空間，外焦通了，公轉一氣自流通，在體內起到能量上通下達的作用，對外則與自然界進行著能量的交替和更換。

外焦的發現，源自於郭老師對整個腰背部進行能量疏導的探索，也與對先哲張仲景的《傷寒論》醫學思想的研究有一定的關聯，但是各有不同之界定。《傷寒論》只用一個太陽經表之。然而，郭老師對外焦有突破性的研究發現，是在內觀時發現到各臟腑後壁有一個大空間，並且各臟腑在這個大空間進行能量輻射，也就是說，將能量投射在這個大空間，使其呈現出亮度不同的明亮區域和陰影區域的陰影變化。由於人體各種疾病，不管什麼癌症或疑難病，其根源都在背部，所以郭老師把背部這個廣闊的大空間視為外焦。外焦是郭老師所創，歷史上只講三焦。

郭老師意識到外焦對公轉與自轉的重要性，以及人體上、中、下三焦與外焦的關係，還有人體臟器細胞輻射與空間的關係，而這些概念便成為「影子科學」理論的依據。我們先了解臟器細胞輻射與外焦大空間的關係之後，再來深入探討影子科學。

郭老師長期臨床觀察發現，各臟腑輻射的能量，投射在這個大空間所呈現的陰影，就像是《道德經》裡暗藏的玄機：「惚兮恍兮，其中有象；恍兮惚兮，其中有物。窈兮冥兮，其中有精；其精甚真，其中有信。」只要能先洞見大空間所呈現的象、物、精、真、信的陰影變化，採取預防性治療，在能量上疏導疾病，就是治未病。

要是這些呈現在外焦太陽區的象、物、精、真、信的陰影，與臟腑實體器官和「實體空間」相互結合了，就會增加罹患腫瘤、癌症的風險。人體的許多疾病，如糖尿病、肝炎、冠心病等，都是因為外焦這個大空間區域的能量淤滯不通所引起的。

現代治療學大都針對三焦進行治療，卻忽視了對人體的第四焦（外焦太陽區）的研究探討，尤其是外焦所連結的內向、外向八大通道。我認為，打通這八大通道是空間醫學的核心所在，也是小方治病、火灸按摩發揮良好療效的關鍵。同時，我們在研究探討心腎、水火陰陽既濟和脾胃論的同時，一定要認識到外焦太陽區的象、物、精、真、信的陰影變化，是如何形成的。知道成因之後，我們才能澈悟這些陰影變化實際上是人體空間的能量，是空間精微物質的陰影變化，是從三焦疏通並灌注到外焦的能量。如果這些能量沒有再通過尾閭、會陰而返回到內焦，表示外焦區域通道淤滯了，就會直接影響生命有序到無序，再由無序返回到有序的法則。

也因此，空間醫學的治療原則與方法，首先就是治療背部這個大空間。在空間醫學後期，郭老師甚至針對外焦太陽區的象、物、精、真、信的空間精微物質的陰影變化，具體提出影子科學。實際上，影子科學的理論也不是橫空出世，郭老師早在動意功時期就提出了熵與負熵，只是在空間醫學時做了更完整而具體的論述，解釋影子科學從哪裡來。

有關影子科學部分，將在象之篇有詳細的解說。本章的學習重點在理解外焦的能量與疾病之間的關係，明白了「生命以負熵為生」的道理，就能更加明白空間醫學的治療原則與方法。

負熵對人體空間醫學的指導意義

我個人在學習動意功時，就對負熵研究的領域極有興趣，投入許多心血。但是，想要理解生命以負熵為生，首先要先學習負熵的熱力學定律，再應用於醫學研究，是一件很不容易的事情。

我一直在想，到底要怎樣理解及運用「生命以負熵為生」？經過多年的觀察和感悟，我終於明白了，這句話所講述的就是「外焦通，公轉一氣自流通」。

首先來了解什麼是「熵」。「熵」源自於熱力學第二定律，指一種系統的混亂程度，即在相對封閉的狀態下，事物總是從有序向無序轉化。這種混亂轉化是一定會存在及增加的，世界萬物本來就朝著無序的狀態發展。比如，馬路會髒、雜草會叢生，這是規律；屋裡會越來越亂，這也是規律；飯菜不會自己跑到桌子上，這是規律；人會生老病死，這更是規律。一切並非是某個人的責任。但為什麼馬路沒有越來越髒，屋裡也一直很整潔？總會有可口的飯菜？而人的壽命也越來越長？那是因為有無數的人花費著巨大的努力，維持著一切的秩序。比如，清晨四、五點鐘，清潔工就在努力工作；爸媽每天花費時間整理屋子，為你做可口的飯菜；無數醫師加班工作，為我們提供最好的醫療服務。他們以一己之力，抗衡著物理學規律，默默維持著一切的秩序。所謂「外焦通，公轉一氣自流通」就是在維持著一切的秩序，不斷對抗熵增的過程。

郭老師是如何從物理學中，獲得對醫療治病和養生的啟發？

按空間醫學四焦（四大空間）理論來說，五臟六腑各個細胞在三焦都井然有序地各司其職。然而，各臟腑最終都會朝著一個確定的方向發展，就是通往外焦的大空間，但不幸的是，這個方向是秩序的反面：無序。因為五臟六腑輻射的能量，投射在外焦太陽區之後，會進行混化、轉化之後的相融和，原本的有序就會在外焦這個大空間朝著無序方向發展，三焦從起初的整齊變得混亂，如果不加以整理，將會持續地亂下去。所以「熵」就是無序和混亂的意思，「熵增」即混亂和無序會不斷增加。因此，每個人都會生病，但百分之九十九的人不知道「病」字的來歷。

公轉暢通在良性循環的動態交互作用下，是從有序到無序，再讓無序回到有序的法則，這與熵增定律相反。

當你理解了「熵增定律」，就會發現它能幫你找出疾病問題的根源，因為任何物質都存在著熵與負熵的關係，人體內部也存在熵與負熵，其規則是自身不能為自己服務。

癌症也可以從「熵增定律」找到答案。本體細胞無法直接作用為人體的細胞功能，而是將所輻射的能量與其他能量相結合，進行異化、混化後，產生新的能量了，再反饋回來為己所用。此一理論，現代的科學家尚未明確認識到。例如，肝癌的形成，是肝臟能量輻射精微物質積聚而形成的，這個誰都不相信。肺癌是背部能量物質不能疏散，積聚而形成的。所以，治療癌症時，必須疏散背部的物質，醫界雖然不認同，但郭老師在臨床上卻取得良好的效果。

造成癌症的是本體能量精華積聚，本體細胞能量無法輻射出去，細胞因而發生變異，這是癌症的成因。

現在全世界都在探討癌症是癌細胞引發的，以及是什麼原因誘發癌細胞的變化。不管原因是什麼，個人身上的「熵增」是更加明顯的原因。比如自律比懶散要痛苦，放棄比堅持要輕鬆，落後要比進步容易得多。很少有人能做嚴格自我管理，這也是成功和平淡人生的區別所在。

大多數人沒有時間觀念，飲食隨心所欲，生活不規律，其工作和身體自然越來越差。而一些公司缺乏組織架構，機構臃腫且管理混亂，員工沒有紀律觀念，團隊效率和創新能力自然下降，最終經營難以為繼。為了存續發展，就必須自己做出調整補償。這種遞減就是「熵增」，而調整和補償則是「負熵」。

癌症是熵，不能疏散，現代科學尚未認識到熵與負熵的相互作用，不知道影響本體活動的多半是本體能量所造成的。人體的五臟（心肝脾肺腎）細胞群體能量運動的特點是由下而上；六腑細胞群的能量運動是由上而下，清升濁降三焦統一，氣化生焉。實體內部的細胞運動，受到細胞外場的影響，而局部的能量運動受公轉能量暢通的影響，只有公轉和自轉才能調整熵的運動。

宇宙之間的物質都是應用負熵改變了自己，都因為自己的熵傷害了自己，這一點大家難以理解，都會認為「自己產生的物質，傷害了自己，別人產生的物質有利於自己，這是不可能的啊！」其實，以工廠企業為例，自己產生的物質不能銷售出去，就會造成企業的虧損，甚至面臨倒閉的命運。織毛衣的一件也賣不出，倉庫滿了也就倒閉了。織一件賣一件才能維持生計。人體內部肝臟的能量產生一點、出去一點，肝臟永遠健康，肺部的能量產生一點、出去一點，肺部永遠健康，如果有一點儲存下來就是疾病的苗頭，這也就是生命以負熵為生的定律。

人與大自然就是一個循環，物質就是一個循環，蘋果樹上的蘋果，最後還是讓人或動物給吃了，不會說「這是自己結的果，怎麼給人吃了呢！」這就是熵與負熵的結合。所以，宇宙之間任何物質，不能應用自己的產物來為自己服務，都是為其他人服務，人體也是一樣。嘴巴最為冤枉，每天吃的饅頭、喝的水都要經過嘴巴，但是它又一點東西也不能留，連牙齒也不能沾上一點東西。有時候胃發脾氣，今天吃的東西不讓它往下面走，多吃點在胃裡存著，到了晚上就會打嗝發臭氣，發燒了，所以不能留，該走就走，胃裡的東西走不了就消化不良了。

所以，宇宙之中的物質都是流通的，而且互相影響，都為對方而服務，是負熵與熵的輪迴作用，這就是大輪迴。也就是讓物質變能量，能量變物質，變化快一點、多一點，身體就健康了。

外焦是三焦出口的大通道，這個方向是秩序的反面：無序，也就是「熵增」的變化。要想對抗「熵增」，就要打破「熵增」，使無序返回有序，使外焦返回下中上三焦。也因此，空間醫學在治療時，採取火灸並按摩右肩胛和尾閭。兩肩胛是三焦之氣的一個突破關口，也可以說是通往外焦之關口、吸納三焦能量之收容地，與外界交融、異化後，再重新生成新的能量物質，然後過尾閭返回下中上三焦，輸送至各臟腑。而尾閭則是外焦之氣返回下焦之關口。

能量和物質的熵與負熵能量變化，就是輪迴循環，只有這樣，才能喚醒我們生命中最大的潛能，打開一扇新的生機之門。

外焦是先後天交流溝通的門戶

人體能量的運動，主要在於上焦、中焦、下焦和外焦四者之間的運動。所以，外焦空間宜常清、常空。外焦空間，猶如九天，匯聚能量，可上可下。它直接與各臟腑、細胞、空間壓力有關，此乃人體能量調整之首選部位。因為外焦能量是五臟六腑動力之源，所以外焦通，公轉一氣自流通。

1 外焦空間是公轉與自轉的調節通道

由於空間醫學發現到了各臟腑後壁的這個大空間，因此研究的不是某個臟腑的生理功能，而是臟腑所在區域的生理功能，也就是涵蓋了臟腑周圍的空間。

因此，依上、中、下三焦和外焦的臟腑區域及功能的不同，劃分為四大空間，統稱為人體的四焦，形成了對人體生理的全新認識，不再從臟腑、經絡、穴位的角度來認識人體，而是將實體與空間兩者有機結合。

空間醫學藉由對四焦的調整，達到調整全身之各細胞群體的功能，以及細胞輻射和能量運動的方向的目的。

外焦空間是調節人體三焦大空間的場地，也是人體自轉的調節器，只有外焦空間的清、靜、潔，才能保證五臟六腑的功能正常。各細胞群的多餘能量物質都通過外焦區域的空間調整，而調整的方式也是清升濁降，可透過汗液、小便或大便排出。

2外焦空間是臟腑壓力調節處

外焦空間的濁物累積，是形成外焦空間的瘀滯的主要原因，故外焦清理及時與否，是功能運轉正常與否的關鍵。《傷寒論》中的桂枝湯、麻黃湯、葛根湯、葛根加桂枝湯、葛根麻黃湯等，都是疏通太陽區的能量運動，以達致人體的正常生理功能。

所以直接改變太陽區域能量壓力的大小，是促進人體健康的關鍵。如果臟腑實，就減少太陽區的能量。如果臟腑虛，就增加宣騰太陽區的能量，如此人體疾病就會很快得到療效。人體五臟的平衡，是藉由太陽區壓力的增減來調節。

空間醫學利用藥物的「場」，即藥物之間比值的增大或減少，來改變太陽區的壓力，從而調整人整體的能量運行，此為調治人體最簡單的方法。

人體的外焦（太陽區）是能量的消化之地，以及與大自然交換能量之所；此處是一個大市場，各部的能量都要滙聚於此，進行交換、異化，從而產生新的能量。一旦交換失調，人體的功能也將失調。這一系列變化都是從空間到微循環，再從微循環到空間的相互轉化運動。

太陽區的能量來源於上焦宗氣的上越而下之，即此氣向上走，越過肩胛向後再往下。對於這個過程，若不進行內觀修練，是無法理解的。如果認為肺部的能量直接向下走，是錯誤的。唯有越過肩部向下走，肺金才能生腎水，才是能量的循環。肺屬金，心屬火，金火相融則化精，精怎麼化？肺金越過肩胛向後的能量到達脾的後方，與心火所產生的能量進行交合、變化、混化，產生新的能量，是精。肺金的能量下去了，才能打通腎區細胞，進而生腎水。如果心臟有病，肺部的能量不能與心相融，就不能生腎水。

所以，本草的麥冬、天冬的關係就在這裡。麥冬，重點顧肺。天冬，重點顧心。肺與心合，則生腎水。痰中帶血，二冬配伍。痰中帶血，背部有熱，氣管熱積，無法下降，腎水無法上升，所以應用二冬治療。後背的太陽區能量，貫注臟腑之根，可滋潤四肢百骸。故背肌必鬆，經脈必通。如背部肌肉舒展，經脈必然疏通。醫者視太陽經為主表，實太陽經為根。太陽經穴（為腧，人體的穴道）一旦能量發生積聚，太陽經絡處容易發生結節現象。

醫聖張仲景的《傷寒論》是醫家必讀之書，書中把人體任何疾病的開頭都歸結到太陽區的病變，並根據太陽區的各種情況來應用方法。《傷寒論》的重點是以症為主、以病為輔，來疏通人的氣血。空間醫學的重點則是去掉病名，尋找病灶，查找病因，與《傷寒論》的不同點是：注重病狀，但不治病狀，而是在病狀的上方找出口。《傷寒論》提到，脈浮、惡風、汗出、苔白，桂枝湯主之；太陽病，頭痛發熱，汗出惡風者，桂枝湯主之。為什麼桂枝湯能夠治傷風？因為它能夠使人體細胞鬆弛、內外通達，消化吸收正常，病就解決了。醫聖張仲景是抓症狀、解決症狀，做為治療疾病的手段。現在大多數的醫師是抓病，參考症狀，以治病為原則，消解症狀，這是不同的。空間醫學則重新提出：太陽區是醫療的重點，申述了張仲景的理論，發展了他的醫療方法。利用藥物的「場」，即藥物之間比值的增大或減少，改變太陽區的壓力，從而調整人體的能量運行。以按摩及火灸右肩胛、尾閭的方法，來調節太陽區域能量的壓力，並且創新了「提肩拉臂」健步走，這是打通人體四大空間的內向通道和外向通道的日常養生方法。

3「玄關一竅」是溝通人體與天體的秘密機關

「玄關」一詞源於中國的《道德經》，是內氣修養的一個突破關口，也可以說是通關之地，放在現代室內建築中，是指進入正室的重要過道，其重要性可想而知。空間醫學所說的玄關，就是指八大通道在體內能量上通下達之作用的空間；對外則是與自然界進行著能量的交替和更換的轉折空間。在日常走路時，只要肩膀擺動的姿勢對了，也能打通人體八大通道。

方法：「提肩拉臂」健步走

動作：

1踏著輕鬆自然的步伐，兩手自然擺動，手掌指部微微扣，嘴巴微閉，舌頂上顎。

2當一手臂往後擺動到下腹背部時，該側肩膀順勢往後帶並拉臂提肩，另一手臂往前擺動，該側肩膀順勢往前帶並提肩。雙臂一前提肩、一後拉臂自然鬆開擺動。

3手掌擺動回到下腹部（高不過肚臍）時，意想手掌內有一股能量提撞至會陰區域，以加大會陰區能量之壓力。

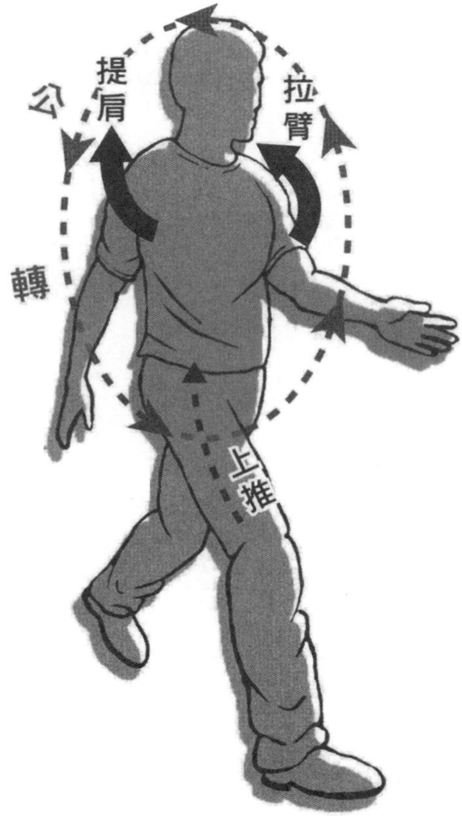

郭氏八穴學術流派的傳承研究

經由郭老師的靈感和臨床實踐下，總結了百會、足三里、合谷、長強、內關、大椎、三陰交、至陰，這八大養生穴位。

何謂「郭氏八穴」？

在名稱中不用「針灸」二字，直接稱為「八穴」。顧名思義，不用針灸，應用手點，點到為止。只要記住八個穴位的位置，人人都能應用於全身疾病的預防與保健。

自古針灸以馬丹陽天星十二穴最為簡單。

郭老師說：「自幼拜師學習針灸，九歲開始學習醫療知識。針灸啟蒙老師是鄉下針灸的名醫，也是馬丹陽的弟子，鄉民們稱之為『一針先生』。他在給別人治病時，以一針為準，一針見效。受一針先生的影響，五十年來，有時候一針，有時候不針。至今仍然一直在學習，並結合臨床醫學，發展出一套簡單易學的郭氏養生八穴。學習針灸的過程中，又結合了劉貴珍老前輩的『真氣運行法』，效果非常好。之後，在氣功盛行過程時，又練了氣功。實際上，我九歲練習的就是氣功。」

郭老師在五十年的行醫過程中，體悟了「人體空間」的重要性，以及人體能量的運行對臟腑有絕對性的影響。十六歲時，他就提出了「調功能，祛其疾」。想將病治癒好，必須先把臟腑功能調整好，疾病自然祛除。之後，他又認識了任督二脈的作用，並在任督二脈及空間概念綜合理論下，提出了「公轉暢通」。

郭老師曾經在課堂上談到了小方治病的核心原理：「起初，我應用了傳統醫學，開傳統本草處方，也是俗稱的大方劑，治療了肝硬化、肝腹水、腎炎、肺結核、胃病等醫院看不好的病。我的看病生涯，以疑難病起家，因此奠定了研究疑難病的根基。在大方劑的良好基礎上，逐漸研究出一針、一株草的治病，發展出『小方治病』及『郭氏八穴』醫療體系。」

「郭氏凹凸舌診」，也是建立於公轉暢通的基礎上。

此外，郭老師還發現人體的四海：水穀之海、宗氣之海、腦髓之海、血海，都連接在公轉軸線上。如果能找出在公轉軸線上起作用的穴位，對人體的治病效果更好。因此，郭老師在針灸上，也遵循了「少針」的方法，同時以空間醫學理論為指導，以及「公轉暢通」的提、宣、推作用，來養生調治並治療癌症、疑難病。經過臨床的反覆驗證，以實踐為檢驗真理的標準，「郭氏八穴」成功問世。

二〇〇八年五一勞動節，郭老師在石家莊康復理療院公開分享課程，讓我有兩個不同的收穫與啟發。在練習動意功之前，我沒有學習過針灸，也沒有接受過針灸的治療，只靠著人體穴位經絡位置及說明，學習了解穴道的位置和功能。可是，明明自己很用功，卻老是記不牢，不知道該怎麼辨才好。直到接觸和練習動意功之後，郭老師說動意功不練經絡穴位，強調的是細胞的開（吐）合（吞）運動，我彷彿有種如釋重負的感覺，之後，人體穴位經絡書就被我束之高閣，直到郭老師提出了郭氏八穴，我才再次拿起這些書，重新學習穴位經絡，晚上臨睡前做的最後一件事，也是學習探索郭氏八大穴道。

在學習探索郭氏八穴時，其實不需要掌握深奧的理論，透過點按穴道，會對自己的身心有更細緻而深入的認識和體會。我最常思考的問題是：十二正經（手足三陰、三陽經）都是左右對稱的，這些經脈上的穴位當然也是對稱的，不過奇經八脈就不一定了，任、督二脈行走人體的前、後正中線，這兩條經脈上的穴位也都分布在正中線上，所以任、督二脈上的穴位只有一個，另外，有極少數的阿是穴（不循行於經脈上的經驗穴）是左右不對稱的。那麼，這一針要扎在左右對稱的哪一邊？我一直悟不透，也不知道為何沒有向郭老師請益（或許是不懂得如何提問），這個問題我思考了好幾年，直到十四年之後，參悟出箇中玄機時，才覺得思路豁然開朗，對空間醫學有更深刻的體悟，帶來「柳暗花明又一村」的新局面。

關鍵是「有時候一針，有時候不針」這兩句話，讓我在郭氏八穴中找到一條出路。這八個穴位，並非全部都要拿來作為扎針的穴道。

透過公轉達到「針灸」法的效應

其中的百會、長強、大椎是不針的穴道，為什麼呢？它們有一個共同點，就是位置都在公轉軸線上，人體空間醫學在治療上盡量不干預公轉軸線，因為郭老師經由對生命本能的研究，發現在公轉軸線上存在著一個動力系統，而且它是依隨著心臟搏動時流動的動力。如果干預了公轉軸線的能量運行，就會影響生命原始動力運行的速度，也就無法感受到人體自動調節的力量，更不會感應到經絡通暢時，是百會穴和會陰穴的相互作用關係。我也是深入學習郭氏八穴之後，才知道空間醫學不講經絡穴位，公轉暢通卻可以連結任督二脈的真相。

會陰穴與人體頭頂的百會穴為一直線，這兩穴是全身氣流交匯之處，也是人體精氣神的通道。百會為諸陽之會，所有的陽經都要匯聚到頭上，並以百會穴為中心，向四周散射著能量。會陰是任脈的首穴，也為元陽發動之所，總督諸陰與諸陽，在會陰四周形成一個磁場中心，能量就會傳輸入內。所以，百會穴是人體能量的出口，會陰穴是人體能量的入口，在入出口之間取得平衡了，就能統攝真氣在任督二脈上的正常運行，維持體內陰陽氣血的平衡，能疏通體內脈結，促進陰陽氣的交接與循環，對調節十二經絡有獨特的作用。

雖然不針灸百會、長強、大椎這三個穴位，但是空間醫學卻透過公轉運行時固定的能量和頻率，以小小方應用（拉大）藥物劑量的比例，來製造升浮、降沉的相撞擊，達到「針灸」百會、長強、大椎這三個穴道的效應，也就是達到心腎相交上下頻升降、大脾胃論氣機迴旋式升降。

空間醫學不直接針灸在公轉軸線，那麼會在哪裡針灸呢？

合谷、內關、足三里、三陰交、至陰這五個穴道，都在四肢，是治療和維繫人體四大空間的內向和外向八大通道通暢的穴道。

內向通道：上為左右肩窩下凹陷處的空間，是能量達於上肢的通道，此能量不通，則容易導致心肺區疾病。內關、合谷、至陰，是內向通道治療上肢的穴道。下為左右腹股溝內側凹陷處的空間，是能量達於下肢的通道，此能量不通，則容易導致腎與骨質疾病。足三里，是內向通道治療下肢的穴道，和預防保健三焦的各種疾病。

外向通道：上為左右肩胛骨縫，合谷穴能緩解橫膈膜壓力，有助於打開肩胛骨縫的通道。下為左右腹股溝內側凹陷處的空間、兩胯骨骨縫（胯骨位於骨盆的兩側），這些外向通道是輸出外焦能量的通路，是人體內部能量與外界互通的渠道，以及與大自然交換之所。三陰交是調節太陽區的外向通道。總地來講，足三里與三陰交皆可啟動公轉暢通，既可單獨取用，又可相互配合。

穴位的效應

穴位	空間醫學應用	傳統醫學應用	定位
大椎	頭部能量的出口，降低頭部能量，保健頭部的一切疾病。	頭項強痛、骨蒸盜汗、咳嗽、氣喘、熱病。	第七頸椎棘突下。
內關	胸部能量的上開口，能增強胸部能量的新陳代謝，保健胸部一切疾病。	心痛、心悸、胃痛、嘔吐、熱病、肘臂攣痛（一切胸疾求內關）。	腕橫紋上2寸，掌肌腱與橈側腕屈腱（兩筋）之間。

至陰	疏通胸部的能量，是膈膜以上能量的開口，解決胸水（胸腹水）的主要穴位，預防保健食道癌、肺癌等各種癌症的首選穴位。	頭痛、眩暈、腰腿痠痛。	足小趾外側趾甲角旁約0.1寸。
合谷	中下焦能量越膈膜上行，可以疏散胃氣，是脾能量上行的出口，能量可以直接衝擊頭部。	頭痛、目赤腫痛、頷腫、手指麻木。	大拇指和食指的中間虎口，虎口開叉的上面1寸。
長強	外焦能量的出口，是陽轉陰的轉折點，推動小腹能量，清除污染。預防保健膈膜以上的疾病。	泄瀉、便血、痔疾、脱肛、便秘、腰背痛。	尾骨尖與肛門的中間。
三陰交	三陰經的開口，疏通外焦區域，醫治陰病，瀉陰中之實、陰中之結，使外焦能量下行，是婦科疾病保健的首選。	脾胃虛弱、消化不良、月經不調、崩漏、經閉、遺精、水腫、小便不利、遺尿、失眠、高血壓等。	在內踝高點上3寸，當脛骨內側面的後緣處。

穴位	空間醫學應用	傳統醫學應用	定位
百會	三焦能量的上出口，是陰轉陽的轉折點，可使細胞內的物質轉變為細胞外的能量，預防保健各種傳染病。	頭痛、目眩、鼻塞、耳鳴、中風失語、脱肛。	後髮際直上7寸或兩耳尖直上交匯處。
足三里	三焦能量的下開口，疏散三焦的能量，預防保健三焦的各種疾病。	胃痛、腹脹、嘔吐、噎膈、泄瀉、痢疾。	犢鼻穴下3寸，脛骨前脊外一橫指處（中指）。

所以郭氏八穴，有時候一針，有時候不針，也可以配合小方，互相輔助，達到公轉的暢通。

這五個穴道都是左右對稱的，但是只扎一針，為什麼只能從左右擇一穴來扎？

這並非標新立異，而是郭老師除了透過臨床上對左右心房研究後的經驗總結，也是深受馬丹陽的弟子「一針先生」的啟發，而這正是空間醫學獨特之處，以不平衡、不對稱的方法，達到身心能量的平衡、對稱。

不過，另一個棘手的問題就來了，要如何判斷該選擇左右哪一邊？如何做辨證呢？郭老師曾經說道：「左主血，右主氣。」所以如果是調理氣，那一針就要扎在右邊的穴道。調理血，則是要扎在左邊的穴道。

但同時我們還要考慮到，氣為血之帥、血為氣之母，所以扎在右邊或左邊是可以靈活應用的，關鍵要知道扎在右邊或左邊的原理。

另一個辨證的方法，就是根據人體氣機升降的總趨勢：「上者右行，下者左行」（《素問．五運行大論》），即所謂左升右降；脾氣左升，則肝腎隨之上交；胃氣右降，心肺隨之下降。升降是相對的，所以第一考慮的是扎右邊的穴道，因為空間醫學強調的是清降清升（詳見第五章），以我自身的學習經驗來說，人體的右半邊相當於外焦，更關鍵的是它和外焦相同，是啟動清降清升的樞紐。

空間醫學不講臟器，不講經絡穴道，只強調公轉軸線運行的速度和暢通，尤其是透過外焦的清降，達到「針灸」百會、大椎、長強等穴道的效應。雖然不講臟器，但唯一注重的是肺部，清肺的目的也是為了紓解橫膈膜的壓力，因為肺部影響了三焦能量通往外焦的關鍵位置，「清肺」就成了公轉一氣之起落的關鍵。

第五章 肺，是公轉一氣起落升降的關鍵

幾乎每個人都有過生病的經驗，我也不例外。生病是讓人痛苦的事，尤其在寒冷的冬季，稍微不注意保暖就容易感冒，尤其是抵抗力比較弱的人；即便身體再怎麼強壯，每個人都一定經歷過感冒不適的日子。很多人都認為感冒是小毛病，就算不看醫師，感冒後大概七到十天，當身體逐漸經由免疫系統修復完成，不適的症狀自然就會緩解。不過，如果感冒一直沒有獲得根治，小心留下後遺症！我就有過這樣的經驗，一開始的感冒症狀很快就改善了，但沒有把肺部火熱之邪徹底排除乾淨，以致事隔幾個月後，又傷風感冒。這讓我意識到，釜底抽薪的唯一辦法就是清肺，尤其在新冠肺炎疫情肆虐下，讓我更加深刻體悟到，肺是公轉一氣起落升降的關鍵，清肺不是單純把肺的能量消除，而是讓公轉暢通起來，才能治療好因新冠肺炎所留下來的後遺症。

印象中，小學四年級染上風寒後，感冒一直沒有間斷過，慢慢地，早上起床後不停地流鼻水、打噴嚏。每到秋冬季節，鼻子就像是壞掉的水龍頭一樣，一打噴嚏就打個沒完，流鼻水的症狀更是嚴重，一到晚上睡覺就鼻塞、喉嚨痛。幾乎三、五天就會感冒一次。大學聯考前，突然鼻

血流不止，醫師帶著警告的口吻對著我說：「如果不好好根治的話，就要成鼻竇炎了。」我的身體向來不是很好，體質很虛弱，經不起服用高劑量的消炎藥。明知醫師的說法言過其實，但因聯考在即，擔心鼻子的老毛病影響考試時的心情，只好遵照醫師囑咐按三餐服藥。

服下西藥後，鼻子感覺舒服多了，也通氣了，但是，我卻覺得身子像楊柳般隨風搖曳，食慾全沒了，吃什麼都不對味，臉色也在一夕之間變成鐵青色，嚇得我趕緊把剩下的藥全丟了，索性不理會鼻子過敏的老毛病。直到卸下升學壓力的重擔後，身體的情況才逐漸轉好，過敏性鼻炎只有到秋冬季節變換之際才會發作。

我開始練功後，鼻子過敏的症狀又逐一顯現出來，站樁站了一會兒，就開始感覺鼻子癢，接著就打好幾個噴嚏，鼻涕又多，像感冒一樣，收功後卻又好了。再次站樁時，又哈啾連連地手不離衛生紙。我總感覺有股能量要衝出體內，卻衝不出來，就像沖天炮般咻砰，瞬間就消失在原地。後來，我習練了動意功，並在修養院參加十月大班，經過十天密集的鍛鍊後，體內潛伏隱藏已久的能量在返臺前夕釋放出來，讓我噴嚏打不停，鼻水流不停，到香港機場時，還全身發抖，內熱外冷、四肢無力。我硬撐著回到家，全身痠痛地躺在床上起不來。家母幫我熬了粥，我喝下熱粥後，感覺身體緩和許多，發汗了，胃口也開了。經過數日的調養後，我在靜坐時，能量轉化的速度加快了，就像灑甘露水灌頂，一直灌入五臟到腳底。有天清晨起來，我感覺肺部癢癢的，老是想咳嗽，咳了幾聲後，竟咳出一塊暗紅色硬塊的痰，糾纏多年的宿病，總算清理出來了。

從那時候起，我的身體素質獲得極大的提升，所以特別能夠體悟空間醫學不講臟器，唯一注重的是肺部，清肺的目的也是為了紓解橫膈膜的壓力。而火灸右肩胛的目的是清理橫膈膜，實際上，橫隔膜正肩負著讓肺部活動、幫助呼吸的重要使命。因為肺部是影響了三焦能量通往外焦的關鍵部位。

郭老師是傳統醫學出身的中醫師，但空間醫學不同於傳統中醫，在診斷及治療時，不講臟腑辨證，不講經絡，也不管病名，只講公轉的暢通和能量統一在公轉大道上的運動。唯獨肺部是空間醫學關注的焦點，主要原因是肺為人體能量清升清降（詳見後文說明）的樞紐。肺位於胸腔，覆蓋五臟六腑之上，位置最高，因而有「華蓋」之稱。

同時以公轉路徑來說，肺部是中下焦的下游，中下焦的能量都要通過肺部通往外焦，所以是公轉一氣之起落的關鍵部位。

除此之外，郭老師還發現一個重要的問題，現在全國人民都講腎虛，都需要補腎，這是錯誤的觀念與想法。全國人民都不腎虧，應該說：全國人民都上火。正因為上火，肺部瘀滯，能量不向下行，金不生水，所以腎才虧。

因此，郭老師在二〇〇五年就推算今後腎臟病很普遍，癌症也很普遍，因為肺火的關係影響了人體能量的清升清降，導致內部能量不能疏通，中下焦的能量無法經由肺部通往外焦，就會堵塞回堵於三焦，瘀滯在人體的內臟。

空間醫學主張清降清升

每個人都需要補充正氣，也都需要動力。疾病，是動力不足，引起上部的受阻，因此人人都需要動力來揭肺華之蓋。

內經講「肺為華蓋，肺朝百脈」，為什麼？如果胸部的壓力過高，下部的臟腑就承受壓力，就正如天空不清亮時，人就感覺憋得慌的道理相同。

肺部清亮了，下面的臟腑才能夠健康。把胸部的能量向外輻射，解決胸部的壓力，下部的高能量就可以向上運動，因此，凡是橫膈膜以下的病變，都要先解決胸部的壓力，例如腎癌、肝癌、胰頭癌、子宮癌、糖尿病、胰腺癌等。

傳統講清升濁降。空間醫學則主張肺為人體後天動力的來源，清降清升是人體健康的重要保障。所謂清降，是指外焦能量以下行為順，先將上焦的能量清空，中下焦的能量才能向上走，達到清升。因此，外焦通道下行暢通的先決條件是清肺。

外焦是人體能量運動變化的總調節場地，是能量公轉與自轉的調節通道。外焦空間運行著全身的能量，是五臟六腑動力之源。外焦推動下焦，下焦推動中焦，中焦推動上焦，上焦推動外焦，構成人體四大空間的能量循環。

若外焦能量淤滯，則上焦能量不能越肩胛到達外焦撞擊兩腎，也就是影響了清降，清不降，命門區的能量不能撞擊丹田，就不能推動任脈能量上升，影響清升。因此，暢通外焦空間能量是促進「大脾胃」維持正常運轉的重要途徑之一，目的是清理人體肺部空間污濁，加大肺部細胞的開合，促進肺部新陳代謝，加速痰濁廢物的排出。

空間醫學治療強調清肺，小方治病也以清肺為原則，問診過程中，除了詢問症狀和二便情況外，還要詢問吐痰情況。清肺會促使肺細胞活躍，在肺部空間清亮度發生變化的過程中，可能會有痰液排出，比如：白痰、黏痰、黃痰、青痰、黑痰等。排痰可能發生階段性的變化，比如某一時期痰液突然增多或顏色發生變化等。

出現這些情況，應及時與醫師溝通。因為肺部空間清亮度發生變化的過程中，痰液的排出會與脾胃和腎、膀胱的清升濁降有關係。

1 肺與脾胃和腎、膀胱清升濁降的關係

清降清升是肺和外焦在公轉運行時的連動關係，此外，人體內部的清升濁降，包括兩個方面：一是指腎、膀胱的清升濁降，一是指脾胃的清升濁降。腎的升清降濁，是指整個氣化過程中，腎氣與膀胱的氣化所發揮的作用。脾的升清降濁是指脾胃一臟一腑對水穀的消化吸收作用。具體來講，腎的清升濁降，其津液來源於飲食，由胃、小腸，經脾的吸收和轉輸，上輸於

肺。肺中之津為清，其清中之清者，經肺氣的宣發、心脈的運載，布散於皮毛、肌腠等各組織器官。清中之濁，通過肺氣肅降，經三焦水道，下降於腎。歸於腎的水液為濁，經腎陽的蒸化，其中濁中之清，復化氣上升於肺而布散周身，濁中之濁下降注入於膀胱，成為尿液排出體外。這就是肺和腎、膀胱清升濁降的關係。

脾胃的「升清降濁」，則是指脾與胃一臟一腑相互協調，共同合作完成飲食水穀的消化、吸收和輸布的作用。

脾主升，是說脾不僅消化水穀，還能吸收和輸布水穀精微。脾的這種生理作用，主要體現在上歸於肺的過程，即「脾氣散精，上歸於肺」。脾所升之物質是水穀精微，所以稱為「升清」。

胃主降，是說胃除了腐熟與消化水穀之外，還包括向下傳遞食糜到小腸的作用；胃的向下傳導是胃氣和降的具體表現，只有胃氣和降功能正常，食糜才能規律地下降傳至小腸，接著進行泌別清濁的吸收活動，並保持胃、腸虛實更替、「實而不滿」的生理狀態。

所以，脾所升清之水穀精微，最後都要上升至肺，再透過肺的宣發、肅降，布散於周身。

2 以清降清升，體現清升濁降

脾和肺的升清降濁雖然有所差異，但兩者升清的方向是一致的，無論是透過腎陽的蒸化作用，還是透過脾的升舉作用，無論是清中之清，還是濁中之清，最後都要上升至肺，再透過肺的宣發、肅降，布散於周身。

清升濁降，則人體上虛下實。上虛，頭部清亮；下實，兩腿有力，乃健康之態。要想順利實現人體內部的清升濁降，清肺是關鍵。肺為人體的天空，天空清亮，萬物才能生長。肺部騰有空間，清升才有作用之地。若是肺部能量壅滿、堵塞，人體的天空不清亮，則清升受阻，清升濁降無從實現。

所以清肺，就是為肺部能量尋找出路，而肺部能量的出口在外焦。這個論點就是傳統中醫說的「肺金生腎水」，肺部能量越過肩胛向下方運行，撞擊腎區細胞，實現肺金生腎水。這條路線即是肺部能量的運行路線，所運行的空間即為人體的外焦。

疏散外焦能量，能為肺部能量「上越之」創造條件。外焦空間只有常清、常空、常淨、常潔，才能順利實現肅降，實現人體內部的清升濁降。如果外焦瘀滯卻無法及時疏通、清理，就會影響人體清升濁降功能的實現。這種從外焦空間下手，疏通肺部能量，實現清升濁降的過程，稱為清降。

要實現清升，必先從外焦下手來清降。清降清升，則是清升濁降的前提和條件。這也就是空間醫學大脾胃論強調的「上有開口，下給動力」，從外焦空間下手，疏通肺部能量，清降下行的能量自然就會迴旋到下焦，成為一股推動力。

空間醫學治舌尖——以清肺為主

人體的上焦為何那麼重要？

1 上焦部位是人體後天動力的源泉

傳統中醫認為，腎為先天之本，生命之根。中國最早的醫學巨著《黃帝內經．素問》中提出：「腎者，作強之官，技巧出焉。」「腎者，封藏之本，精之處也。」「人始生，先成精。」「夫精者，身之本也。」意思是說，腎臟貯藏精，精是人類賴以生存的根本，人的生命由精而產生，腎主管著機體的生長、發育、生殖、健康與長壽。因此，傳統中醫往往以補腎、治下為主。

空間醫學認為，人出生以後仍然有先天，後天的先天以肺為本，後天的後天以小腸為本。新生兒的第一聲啼哭是先天的先天「腎」與後天的先天「肺」作用的接軌。新生兒離開母體後，要開始自己呼吸，而此時肺是未張的。哭的時候，胸廓張大，空氣進入，肺被動地張開，因此第一聲哭是第一次呼氣，使肺張得更大，以接近於正常。這第一聲哭改變了人的動力來源。

先天時期，人體的動力來源於腎，由下而上；而在後天的先天上，人體的動力來源於肺，由上而下，是推動人體動力的關鍵。也就是說，上焦部位是人體後天動力的源泉，外焦通，氣自然通，此即命門動力的來源與運作模式。

因此，空間醫學則以清肺、治上為主。

2空間醫學的命門動力之說

命門是人體陽氣的根本，是生命活動的動力。傳統中醫有「其氣上越之」的說法，其實指明了命門動力的來源，也就是上焦能量越過肩胛向背部運動，通過背部空間而下，對命門周圍的細胞進行撞擊，增強命門及其周圍的細胞活力，從而增強命門動力，接著使尾閭及會陰部位能量的壓力隨之增強，對會陰區能量的撞擊及推動也隨之增強。因此，命門動力的增強，有助於增強兩腎區域細胞的開合，使能量的橫向運動對兩肋區域產生撞擊，所以，傳統中醫有「腎水生肝木」、「肝氣不足，補之於腎」的論述。

因此，空間醫學則以清肺為主，以治上、治舌尖為主，看舌尖的高低。將小方治病應用在任督二脈的交合，人體才會健康。

傳統中醫往往以補腎為主，以治下為主；看重治舌根，認為舌根虛了是腎虛，要補腎。空間醫學則認為舌尖厚了，是任督不能交合，不能推動腎部的細胞運動，所以腎就虛，生成了全身的各種疾病，因此不研究治腎的補藥，而是著重治舌尖的疏通藥物。

同時認識到，小方越小，味道越淡，走得越快、越高。藥方越大，味道越濃，走得越慢，達不到舌尖，效果就低。

空間醫學以清肺、治上焦為主，但也必須了解臟腑的生理與病理的變化，以及其相互關係。

臟腑的生理功能和病理變化

肺區

・生理

肺區細胞群透過開合運動，直接吸收大自然的能量並與之交合，生成新的能量，藉由血液循環及心臟的作用，與全身進行更替、交換。

肺區能量關係到全身能量的清升濁降，也關係到公轉的暢通與否，正如傳統中醫有「肺朝百脈」的說法。肺區能量具有宣發、肅降的特點。宣發，是能量的疏散。肺區能量必須宣發疏散，其濃度和壓力才能降低，並使中下焦能量上升。

一旦中下焦能量上升，體內濁氣物質才能下降，從而實現清升濁降。古法「提壺揭蓋」的意義就在於此。宣肺、肅降是為調節肺區能量的基本原則。

·病理

空間醫學認為，正常的生理活動為生理，非正常的生理活動為病理。肺區能量肅降（指到背部後下降）為順，若能量不能上而越之，而是積於胸中，則會引起各種疾病，例如，肺癌就是肺區能量無法疏散，過度積聚而形成。咳喘也與此相關，可用桂枝加厚朴杏仁湯，厚朴能降低腹腔能量的壓力，杏仁能促使肺區能量運動。

肺區能量過高，也容易導致心臟病變，如心肌炎、心衰等，心肺空間能量的壓力宜低，以增加靜脈回流，古方「四妙永安湯」的作用也在此。肺區能量過高也可能導致便秘，中藥川軍配桔梗能夠瀉下，因為桔梗能使肺區周圍的能量上而越之。肺區周圍的能量上升，就有利於腸部濁氣物質瀉下的作用。

承氣湯的運用也是減少腹腔的能量。因下部的能量上升，所以有瀉下的作用。

重感冒能引起腎炎，西醫認為原因在於「內路感染」，而空間醫學認為，肺區能量過高是根本原因，過高的肺區能量不能下行撞擊腎區，使得腎區能量不能上升，才導致腎炎形成。腎炎患者如果出現嘔吐的症狀，表示程度較嚴重。

心區

・生理

心區細胞群的主要功能，是透過能量的運動與神經的調解，主運血脈，並透過血脈為全身細胞輸送營養。

《內經》有「心藏神」的說法，此處的「神」不是迷信意義上的神，而是最精微的能量。心臟的功能有上下左右之別，左側主動脈，右側主靜脈，左右是交替運動的。棗仁、紅花、桃仁等（本草解說請見第十章），能增加左心的能量，增加動脈血輸出。珍珠母、夜交藤、柏子仁等，能降低右心能量，增加右心靜脈回流。

・病理

心臟沒有癌症之患，因心區細胞群的能量動力大於周圍任何細胞群，不存在能量壓力過高的問題，周圍能量對心臟本體產生的壓力，會被心臟自身的動力抵消，但容易造成心臟供血不足，回流不暢。心區下方若能量過低，會引起心跳過緩，用藥可用生麥芽、山藥。心區能量過高，容易對肺區造成影響，即傳統中醫所講的「心火刑肺金」，要避免這種情況，可以用天冬。心火與肺金相合，則精氣生成，浙貝母有助於此。右心區能量過高會引起頭部疾病，例如腦瘤、腦血管擴張、甲狀腺亢進等疾病，可以用九節菖蒲、鬱金。心後區能量過高，會引起左背部沉痛等病症，用藥可用雙花藤、葛根、麻黃、知母等。

腸胃區

・生理

食物不是透過管道直接連通心臟、腎臟或肝臟等，五臟六腑、脈絡及血管也不能直接從腸胃獲得能量。食物是在漫長的消化吸收過程中，透過細胞的開合運動，完成物質能量的相互轉化。腸胃在蠕動過程中，向腸壁外側空間輻射能量，這些能量進入腸壁周圍的微循環，並透過微循環進一步被輸送、運化。人體最大的物質能量轉化系統是腸胃系統。腸胃系統區域的細胞能量運動，並沒有定性的規律，對於不同的個體來講，是隨著能量運行的變化而變化，所以同樣的飲食會產生不同的結果。

・病理

腸胃空間容易積聚水氣，即傳統中醫所講的濕熱，可用白頭翁、檳榔或土茯苓。胃氣以下降為順。若上行，則引起呃逆。胃氣下行需要津液，所以，胃部常用藥為板蘭根、花粉、烏賊骨。

增加會陰區能量壓力，有助於調節腸胃功能，藥物有黃耆、五味子、白芍。

大小便正常與否，與腸部蠕動情況有關。如果腸部蠕動正常，能量調節就容易進行。腸部瀉下的方法有以下四種：

[1]增強腸部本體功能：肉蓯蓉（大芸）。

[2]調整腸部空間水的分布：白頭翁、白朮。

[3]啟動盆腔底部能量運動：紫石英、羌活。

[4]增強腸內部的壓力：厚朴、檳榔。

脾區

·生理

脾區細胞群的能量運動方向往上，是能量清升的動力，增加了公轉的動力。脾主運化水穀精微，起到宣中的作用，為中焦能量生化創造條件。「脾氣散精，上歸於肺」，說明脾區能量對肺區能量有推動作用。脾區位於中焦，傳統中醫認為中焦為營氣生發之地、能量之源，因能量濃度比較大而容易下行，所以必須受下焦能量推動，經過能量的相互撞擊，以及混化、異化的過程，才能實現清升濁降。下焦細胞群的運動功能在於推動脾主運化水穀精微的清氣上升，濁氣下降。

·病理

脾臟的病理為能量不升，濕濁能量下降。實為蒸騰之力不足，下焦動力不足。脾主統攝，主要是使能量上升而不下洩，並使各區域細胞群處於相對恆定的生理位置而不下沉，使津液上升而不下降。

生白朮，有滋潤的作用，能增加中焦空間能量的濕度，發揮健脾潤腸的作用。健脾可以使用黃耆，黃耆作用的起點在會陰區域，但影響力在中上二焦。黨參作用的起點在下脘，能推動能量出關元，加大黃耆的作用力。所以，白朮、黃耆、黨參為健脾的首選藥物。藿香、佩蘭能夠解決中焦能量水氣過重的問題，有醒脾的作用。香附能夠引能量越過膈膜而上，降低中焦壓力，「幽門開而糟粕棄矣」。藿香、佩蘭、香附，可安定中焦，穩定心神，推動公轉，穩定臟位。

肝區

·生理

肝區能量在上升過程中會受到肺區能量壓力的影響，肝和肺的能量混化、異化後，沿膈膜向左上行，推動心區能量運動。若引肝部的能量下行，能瀉人體無名之熱及空間能量，下至小腸、膀胱，排出體外。

・病理

肝區是腎與下焦能量的通道，是腎區細胞能量輻射的門戶。如果門戶打不開，則容易造成下焦能量淤滯。

所以，治療婦科病，應當以疏肝為主。如果肝區能量不疏通，腹脹滿，下焦能量過高而無法運動，可用柴胡湯加減。

《傷寒論》中提到，婦人經期風寒，有譫語、煩躁、如見鬼神之狀，柴胡湯解之，因柴胡湯能打開下焦細胞能量發洩的門戶。治療婦科以調氣為先。香附可解婦人性情煩躁。香附能打開膻中的門戶，而膻中是能量疏洩之地。

腎區

・生理

腎區在能量運行通道上產生的阻力最大。對於腎部疾病，必須考慮肺部的清亮，以及外焦上部空間能量暢通的問題。腎部病變主要是肺部不清、脾胃部不清和腸部不清所引起的。肺部不清、外焦空間不通，使得肺部動力衰弱，而中焦部不通會引起下焦能量閉塞，下焦能量閉塞則阻礙腎區能量的通道。

·病理

在調整人體疾病的過程中，既要看疾病的源頭，還要看病變部位的下游暢通與否，所以，在詢問病人的時候，要抓住症狀的最上部和最下部進行分析，源頭不清會引起下游臟腑的病變，下游不通會阻塞源頭的暢通並使得源頭發生病變。比如，胸悶、背沉、胃部不適這三種症狀，考慮上游阻塞，是背部問題，所以引起胸部病變。

治療任何疾病，都要尋找症狀的源頭，腎臟病、腎癌與背沉、腰痠、胸悶、上呼吸道感染有一定的聯繫，我們用辨證的方法看，上呼吸道感染、背沉、背緊，容易引起腎臟的病變。從腎臟下游的症狀去分析，腎臟能引起少腹脹、中焦部脹滿，所以引起腹脹、嘔吐等，這是下部通路阻塞引起的腎部病變。治療腎癌的藥方可以為：羌活一克、獨活三克、桂枝一克、連翹一克，運行公轉，促使細胞運動。

治療疾病仍然以公轉為主，公轉必須暢通，所以我們要加大公轉運行的力度和強度。傳統醫學特別注意清升濁降的因素，清升濁降是加強人體空間能量變化、加強細胞開合吸收的關鍵，清升濁降能調整下焦、中焦、上焦能量的運行，加強公轉的運行。

在治療的過程中，一定要強化下焦腸部運動的功能。

例如，大便秘結是腸部功能失調造成的，腸部功能失調阻塞了腎部能量的運行和暢通，可以用肉蓯蓉五克、桂枝一克、香附二克、獨活三克來加強腸部的運動；如果大便稀、次數多，是腸部水濕不能分化，以佩蘭一克、藿香一克、桂枝一克、香附二克、獨活三克來運化水濕，打開腎部的通道。

如果是女子閉經數月、內部發燒，傳統醫學認為這是陰虛內熱所引起的腎部病變，以當歸二克、桂枝一克、連翹一克、獨活三克，來養血、通氣、通道。

如果經常感冒，首先要疏其肺部的能量，以蒲公英二克、桂枝一克、獨活三克，來疏通背部和外焦空間的能量。

人體肚臍以下的所有癌都可以參考，辨證地去運用治療腎臟病的方法，比如膀胱部的病變、前列腺的病變、婦科部的病變，都應以上清下實、升清濁降、加強公轉為原則來進行處理。

在症狀分析上，要看上部的症狀，然後以上看下。在治療各種疾病的用藥過程中，看藥物要以下看上，所以辨證與用藥是相反的關係。

空間醫學的用藥，藥物是由下促上，比如黃耆可以使會陰區細胞運動，且在運動過程中的力度是向上運動，最後達到肺部，所以傳統醫學認為黃耆補肺，但在空間醫學則認為黃耆動用會陰區的能量是至關重要的。傳統醫學是用藥物的歸經，空間醫學是用藥物的源頭。藥物的源頭是指增加某一部位的動力。比如肚臍以下的所有病變，用藥的源頭就是作用在背部的藥，可以促進下焦能量的動力，獨活、羌活、杞果、杜仲、毛狗這些藥物可以治腹腔部的一切病變。

第六章 公轉暢通，照見天地之心

我從實踐中切身體悟到，公轉暢通這股天生的本能，存在著一種記憶運動的習慣，並且經後天的修練後會形成慣性。它的「記性」相當好，無須做任何思考和刻意練習，也不管我們有沒有感受到能量的運行，也不管它怎樣運動，習慣一旦養成，就會形成一種定勢，很難改變。即便在疾病的作用下，都可以利用公轉暢通運行習慣的記憶特性予以化解，或者當身體感受到壓力時，養成的習慣機制就會被觸發，使公轉恢復自行轉動。

我不僅把公轉暢通當作自身實踐的醫學養生之道，更將這套觀念運用在家人身上，並達到良好的功效，幫助自己和家人撫慰情緒以及解放心靈。

家父從罹癌到往生的歷程，讓我感受到公轉暢通的可貴之處。家父在肝癌末期時，進出醫院兩次後，雙腿腫得如象腿一般，還因為腹水引起腹脹和不適感。當時，我不急著解決越來越多的腹水問題，而是幫家父的內在打理出一個空間通道。首先解決能量入出口的外在壓力問題，而且我在清理和疏通的過程中，始終遵循著公轉暢通的原則：能量前上、後下。家父的病情也確實逐漸有了起色，正當我滿心歡喜家父的病情即將好轉時，家父因攝護腺問題導致排尿困難，再度住進醫院治療。接連幾天持續吊點滴，雙腿又如象腿那樣腫脹，再也下不了床。

在父親生病的這段期間，我的感觸非常深刻，尤其是對癌末患者要想達到百分之百的圓滿療效，我想現代醫療的能力有限。此時的重點應放在如何結合病友及家人的力量，協助每位病友能以積極的態度面對，並使病友獲得有尊嚴及更好的治療品質，讓病人可以有更多時間跟家人在一起，在人生最後一段路上活得有尊嚴、有意義。

家父在世時，並未使用嗎啡針止痛，完全沒有經歷到肝癌末期患者最痛苦的內臟出血狀況，像是便血、吐血等。沒有恐懼，沒有掙扎，他在清醒的狀態下，平靜安詳地離開。

我在幫父親調理時，不僅把所學到的理論一一牢記於心，也更進一步求得驗證，以貫通那些散亂的知識。首先掌握公轉能量運行的規律，尤其是三焦能量出口的外在壓力問題，等到後背部能量下行了，再點按合谷穴和至陰穴，主要作用是增強三焦能量上行的循環力及心肺功能。前上、後下是能量運行的規律，在內在打理出一個空間後，能量清升向上走了，濁氣之物質才向下走，腹水所引起的腹脹和不適感很快就會獲得緩解。肝癌末期患者最痛苦的內臟出血狀況，像是便血、吐血等，都與能量前下、後上導致阻塞有關。因為肝臟能量的出口在肺及背部，只要保持上焦出口通道的暢通，就能避免因肝腫瘤阻礙血液循環不良，引發食道靜脈曲張暴裂，甚至吐血的情形。不僅是肝癌患者，所有癌症及任何疾病到了末期，務必遵守公轉路徑前上、後下的規律，才能有效減輕患者的疼痛，即使無法得到圓滿的治療結果，但起碼能夠讓正能量治療病友的心靈，幫助每個人獲得內心的寧靜，在某一空間重新展開新的生命旅程。

生病是體內能量入出口受到阻塞時所起的一連串病理變化，只要讓最核心、最根源的問題獲得改善，就能遠離疾病。相同地，在生命的循環裡尋得出口的過程，實際上也是省察自我、超越自我的過程；當生命找到、看到屬於自己的出口時，對疾病和死亡就不會感到恐懼害怕了！

你公轉暢通了嗎？

經常有學生來問，身體不舒服時要如何調理？無論對方是身體的哪個部位不適，我都會問他說：「你公轉暢通了嗎？」目的是要提醒對方是否養成能量流動的慣性力，所以我會要求對方先按揉右肩胛，幫三焦能量打開通道，因為人體的疾病是下中上三焦的能量無法順利越過肩胛通往外焦所導致的，而按揉右肩胛有助於橫膈膜壓力的調節作用，可以促進三焦能量往外焦流通，朝著公轉暢通的方向前進，使能量流動並產生交換，以空間醫學的觀點來看，這是在提升自身的能量等級，即在練習「四焦合一」與進入統攝生命能量的境界。但如果你是以壓制或消滅身體反應出來的症狀為導向，就會抱怨我沒有能力幫你解決身體上的不適。

如果用一句核心話來形容公轉暢通，我認為「照見天地之心」這句話，最為貼切了。把任督二脈陰陽之氣合一，使其在公轉大道上下往復迴旋、周而復始、循環不息，讓我反思到《易經》六十四卦的第二十四卦——復卦（地雷復，簡稱復）。卦辭為：「復：亨。出入無疾，朋來無咎。反復其道，七日來復，利有攸往。」

復卦，「復」的原意是「歸來、回來」的意思。我從《易經》的角度來解讀公轉暢通：在任督二脈的陰陽之氣，陰息陽消，陰極陽長，消息盈虛，人體四焦之能量生生不已，無有間斷，將顯現一以貫之的一種循環狀態，就像是有一顆心主宰著自己的意向和行為，有助於調節五臟六腑的功能，促進新陳代謝，從而達到自我調節的功效。

朝著公轉暢通的目標前進，就能迎來一陽復來，就帶來了陽氣的歸來，為公轉注入更多的能量，接下來就能以公轉的本能，超越習性、打破慣性力，而當公轉反復其道了，就可以出入無疾。所以，公轉暢通，其道可謂一以貫之。

公轉是一以貫之的一種慣性

事實上，天地之間萬物皆有序，太陽東升西落，春夏秋冬四季依序運行的自然規律，沒有被干擾或否定，在循環往復的運行中，萬物得以生生不息，繁榮昌盛，這其實是大自然慣行的常規。人的生活也在循環當中，比如每天吃飯、睡覺、工作，這就是一個循環，而且日復一日地在進行。

人體氣血能量的運行通路也有一定的軌道，例如，十二經絡、奇經八脈、脈輪等等，在人體已是一種定勢效應，使氣血習慣於按這個意志運作。既然氣血能量運行在人體已形成一種定勢，為什麼空間醫學還要提出公轉暢通？這就像一個樂團同時有好幾個指揮就不能整齊演出一樣，人體的能量要是有太多走勢，就不能穩定而有效率地讓血液流通，所以會產生種種症狀。其實，醫學養生就是要察覺和養成一條氣血能量運行的軌道，並且周而復始地執行軌道上氣血能量的循環運行，才能開創日新又新、生氣蓬勃的人生。

人們或許想像不到，疾病不僅僅是生物學的現象，也是文化和社會現象，其形成的過程一樣複雜，也是累積甚久，比如以消除疾病為導向的舊習，造成惡性循環所帶來的惡果。因此，習慣是個雙刃劍，它是保護你還是傷害你，問題只在於你自己。

回顧二十多年的修練歷程，我在學習中習慣跟著郭老師一步步的走，一點點的累積，猶如小和尚念經念到變成老和尚。多年來，我一直走得平穩，透過學習養成了治病、養生到修練，一以貫之的一種慣性。有了這種澈悟後，我能調伏自心，把自己的心管好，讓自己的心安住當下，把眼前要做的、能做的做好，盡心盡責，讓自己更加成長，因此當老師不在了，我也沒有放棄學習的念頭。與其說我找到可以支撐自己繼續下去的動力，毋寧說是早已養成一以貫之的習慣。

公轉暢通的經驗，讓我對《易經》的第二十四卦「復卦」感觸很深，「復」代表重複再來、周而復始之意。公轉暢通會重複，疾病也會重複再來的，這就是為什麼你昨天肚子疼，今天胃脹氣，過幾天又感覺胸悶。因此，我們應該理解到，疾病所顯現的症狀也是一種循環狀態，如果你的醫學養生觀，是以壓制或消滅身體反應出來的症狀為導向，這是治標不治本的方法。與其「壓制或消滅」身體反應出來的症狀，不如「為症狀找出口，幫能量留通道」，才是治本的方法。

人體不存在病氣

從另一個角度來看復卦，「復」的原意是「歸來」、「回來」的意思，引申則是指人改過遷善，而在《易經》中更專指陽氣的歸來，所以復卦也可以解釋為善心的歸來，改過遷善，君子的歸來。空間醫學的公轉暢通，既是指能量的改過遷善，也是指陽氣的歸來。雖然能量的改過遷善（好的、正面的，指引出一條正確的道路）和陽氣的歸來各有其論點，但是都共同反映出一種見解，就是人體不存在病氣之說。

郭老師從動意功時期就極力主張人體不存在病氣的論點，空間醫學就是從這個理論延伸研究得出公轉暢通，只要認知到人體不存在病氣的關鍵點，你就能發現，症狀、病痛的源頭，就是找到最初讓我們失去平衡的源頭，才是改善任何疾病的萬靈丹，而且有助於正向能量循環，讓人更安心自在地面對身心所帶來的問題，過得更健康安心、舒服自在，也能促進血液循環、增強免疫力、改善身體健康。

以公轉的本能超越習性，打破慣性力

在老子的人生智慧《道德經》裡提到：「人法地，地法天，天法道，道法自然。」意為純任自然，不逆自然而行。道永遠順任自然，不造不設，好像常是無所作為的，但萬物都是由道而生，恃道而長，實際上卻又是無所不為。

《易經》也有一句話說：「天行健，君子以自強不息；地勢坤，君子厚德載物。」意思是人應該像日月星辰生生不息地執行規律一樣，不受外界和環境的影響，按自己的價值標準做事。這些其實是對醫學養生與修練的啟示，每個人都應該合乎自然、合乎道，合乎天地運轉。老子的《道德經》裡還有一句「天地不仁，以萬物為芻狗。聖人不仁，以百姓為芻狗」，意思是說：「天地雖然滋生萬物，可是對待萬物的態度沒有對誰好、對誰不好，而是任其自然發展，也就是說，天地是公正無私的，不偏愛誰也不會厭棄誰，也不要求萬物回報自己；而聖人對待百姓也沒有太多偏重之心，如果聖人對待百姓有所為、有所恩，那就打破了萬物的規律，使其失去原有的真實性，那萬物就沒有存在的必要性，而天地也就不會滋生萬物了。」

公轉暢通的原理，不是去干擾身體各個器官的運作與血液循環，而是使之自然地合乎公轉的本能運轉法則，就能以此超越習性，戰勝慣性力，身體就會越來越健康。公轉暢通不只是臟腑的運作功能與心理精神活動間的互動關係及其狀態問題，不僅要身心靈一體，還要兼顧肉體、心靈、物質等三方面的平衡發展。因為身心靈整體的物質、能量、信息，在四焦（四大空間）之內不斷地游移運動與交互作用，如果不能掌握慣性的特徵，便不能真正改變慣性的源頭，那麼醫者就會盲目無頭緒的任由患者的能量四方亂竄，只要求能量不停留在病症上，並未考慮可能遺留的後遺症，其結果將可能只是頭痛醫頭、腳痛醫腳，是個治標不治本的方法。

公轉暢通即是天地之心，指心（天）、腎（地）所具有的主導性質、內在的傾向、指向，是心腎上下相交決定了身心的意向和能量的發展，同時也是自己的意向和身心能量運動的根源及依據。所以，天地之心是一個一以貫之的問題。

反復其道，出入無疾

如果我們把「天地之心」理解成公轉大道運行的規律，那麼抓住這個規律的話，應該會無往不利的。天地之心指的是什麼呢？

首先，我們得破除對於疾病的看法，其實早在動意功時期，郭老師就提出人體不存在病氣，更沒有所謂的排病氣之說。如此一來，在摒除善惡對治的觀念之後，面對疾病時不思善也不惡，也是一種個人修為。具有仁愛之心，就能抓住公轉的核心。這個核心就是《易經》說的「不遠復」，意思是說，三焦能量通往外焦之後，就回復到公轉的核心中，如此就能達到「無祇悔，元吉」，就是沒有災難，沒有悔恨，是大吉的。

我們再看一下復卦的卦辭：「復：亨。出入无（無）疾，朋來无（無）咎。反復其道，七日來復，利有攸往。」意思是出入沒有疾病，能量來了沒有咎害。「反復其道」即循環往復地向前行進，利於有所前往。卦辭的第一個字就是告訴你「亨」，即這卦是亨通的，而且是循環往復。

人體跟大自然一樣，身心能量在循環往復當中，而這個循環往復，就是公轉前上後下、心（天）、腎（地）相交，身心能量就會迎來一切蓬勃向上的發展。正如《易經》卦辭說的，雷在地中。這時候，外焦返回三焦，也就是任督二脈在會陰銜接時，就會在陰氣最旺的時候給你帶一點陽氣，讓下焦慢慢地蓬勃發展起來。所以公轉暢通時，我們經常可以聽到小腸蠕動時彷彿雷鳴的聲音。下焦有了陽氣，就開始慢慢地向上，往中上焦運動。

空間醫學在診斷及治療時，不講臟腑辨證，不講經絡，也不管病名，只講公轉的暢通和能量統一在公轉大道軸線上的運動，這讓我在面對疾病時，不懼不怖不畏，因為公轉暢通時，我照見了天地之心。

象之篇

第七章 郭氏細胞學

在夜幕低垂的仲夏之夜，抬頭仰望著天上繁星點點時，總會覺得此情此景似曾相識。當我在行觀修時，照見人體細胞時刻在進行著開合（吞吐）運動的當下，正似繁星閃爍一般。若深入微觀細胞內的空間，又發現到，微小空間中別有洞天，正如目前科學已探索到那些過去未曾發現到的細胞內的原子、原子內的夸克、夸克內的鄰虛塵、反物質、暗物質。

雖然當今科技無法確切掌握細胞的功能作用力，然而以「胡桃殼裡的無限空間」來做為細胞內空間的比喻，是最貼切不過的了。

對傳統醫學的研究也是如此，郭老師在不同階段對醫學的探索有不同的見解。在智能醫學時期，他認識到細胞是空間變化的根本，所以要給予身體的細胞一個生存、輻射，或說是吞吐、開合的空間。

後來，隨著郭老師對人體空間的進一步探索，他又發現到了，改變空間就能改變細胞的功能變化，這個觀點使郭老師的醫學思維達到更高的維度，也因此，空間醫學從細胞的微觀提升到公轉宏觀的探索。只要改變人體公轉大道軸線上的空間，不僅可以增進健康，更可以預防疾病，甚至於有效開發大腦潛能。

細胞，萬物之始，是生命體基本的結構和功能單位，每個生命體都是由細胞發展演變而來。細胞雖小，卻如同一個生命體一樣，可以獨立完成各項生命活動，如保護、運輸、協同、生物信號的傳遞及信號的識別，以及應對外界的生理機制。可以說，人的生命體，在細胞不同的功能組成下，具有一個整體的連貫作用，而郭氏細胞學正好幫助我們去理解這個作用。

郭老師在智能醫學時期就提出了細胞論，這是他在醫學治療上很關鍵的學說之一。為了方便辨別，我把郭老師提出的細胞論稱作：郭氏細胞論。

在進入空間醫學階段後，郭氏細胞論仍然是重要的關鍵。在人體中，有三十七兆個細胞，每一個都全年無休的為公轉暢通提供生生不息的動力源，為身體的運作而馬不停蹄地工作。所以，空間醫學為郭氏細胞論做了以下的詮釋：細胞是空間變化的根本，另一方面，改變空間就能改變細胞的功能變化。尤其認識了對疾病的看法：人體不存在病氣之說。

郭老師並非隨意提出人體不存在病氣之說，而是在歷經漫長的探索和臨床的過程中認識的。他更是透過細胞論的吞吐功能，破譯了疾病的密碼。

郭老師說：「早在幾千年前，其實中醫便闡明細胞的吞吐功能，把人體科學的奧秘解開了。」郭老師何以如此說?中醫稱「精微之水為氣」，便是認識到了細胞、空間，與細胞輻射物的原理。西醫不承認，也始終不明白箇中玄機。從空間醫學的理論觀點來看，其實當傳統醫學提出「精微之水為氣」一說時，也揭示了疾病密碼，只是人們還不知道身體的細胞有一個生存、輻射，或說是吞吐、開合的空間，因此缺乏對疾病真相的認知。郭老師說：細胞內部的物質經過了細胞消化之後，向細胞外輻射出去，就形成了精微物質；當細胞內部的物質沒有完全消化好，就不能輻射出去。

無法輻射出去的物質，又該做何處理？這便點出了疾病的關鍵密碼：細胞的消化不好，或者那些不能被細胞輻射出去的物質，一旦積聚起來，便是形成所有疾病的主要原因。但也可能是細胞外部的物質不能完全吸收到細胞內，導致細胞外空間濃度壓力增高，給日後罹患各種疾病埋下了隱患。那麼，空間醫學是怎麼看待病氣的？

- **人體的場象，是水氣積聚形成的象。當細胞內外都出現渣子時，就會形成暗色的場。**
- **細胞內垃圾的積聚，導致血液濃度發生變化，形成高血脂、栓塞，甚而致生其他疾病。**
- **人體疾病是細胞外空間蒸發之氣的積聚，與水有直接關係。**

任何事物都有因有果，果是由因引起的，但是結果的應用，又是後面的因，因果、因果是周而復始的。雖然郭老師以醫學的角度來認定所有疾病的存在是因果關係，但是要把果變成今後好的因素，必須是以調和為貴，都必須臣服，並回歸於公轉大道上，參與公轉暢通的循環。因此，空間醫學在醫療養生乃至修練上，以調和為主，不可存有消滅疾病的想法。

治病，只要能調和過去，就不要消除能量，因為能量的產生並不容易，是源自後天的呼吸和物質補充。由於人體能量的運行通道不通，於是產生了這樣或那樣能量的集結，所以當有能量集結時，不應該怨怪能量，因為打開通道才是治療所有疾病的關鍵。通道都打開了，就能瞬間改變引發人體的症狀及疾病的因，所有的能量就能朝著公轉暢通的果運行，所以沒有病氣之說。

把病氣轉化為有用的能量，來為公轉暢通提供源源不絕的能量，這也是人體空間醫學治病的方法，所以空間醫學是以空間通道來辨證治療。人體的症狀及疾病，是細胞在一定原因的作用下而引發的，比如能量濃度的濃與淡、壓力的高與低、能量的多與少等，都會影響細胞的溫度、濕度的變化。空間醫學正是基於對疾病真相之認識的基礎上，只講公轉暢通，並以虛實作為辨證法，因而不強調汗、吐、下、和、溫、清、補、消等八法的調理，沒有祛邪之說，也不講六淫。這讓醫學研究變得更容易，疾病的醫療保健也變得更簡單。

所以郭氏細胞論與傳統醫學的理論是相同的，只是空間醫學有了「空間」這個概念，所以有了不同的理解。那麼，空間醫學與現代主流醫學有何不同呢？又是如何以郭氏細胞論整合中西醫之間的認知鴻溝與看法差異？

首先我們來了解何謂郭氏細胞論。

郭氏細胞論，微小空間中別有洞天

世人常說，生命具有無限的潛能。生命科學亦證實說，只要注入喜悅與快樂的能量，我們的身體會相信你告訴它的每句話、每個指令或是每個意念。因此，跟自己的身體建立良好的關係、好好愛自己的身體，這種正向的能量不僅有益健康，還會影響你的人際關係。然而，這些能量從何而來？其實，正是從微小細胞空間中，創造出無限的潛能。

「生命在於運動」是十八世紀法國哲學家伏爾泰提出的名言。人們普遍認為，持續運動，不僅可以增進健康，更可以預防疾病。事實上，運動鍛鍊的只是大關節和肌肉，人體在進行大幅度、高強度的運動時，細胞輻射所產生的刺激是剛性的，會消耗人體內的能量，損害人體的皮、脈、筋、骨、肉。所以，動意功氣功站樁強調了細胞開合運動的關鍵，在於激活人體不經常運動的細胞，對人體內部產生柔和的刺激，這種刺激對人體是有益的。所以，生命在於相對靜止的細胞的運動。

不活躍的細胞也不是絕對靜止，只是相對靜止，因為絕對不動就會壞死。增強細胞運動是強身健體、開發智能的重要方法。比如，鼻吸口呼、左吸右呼，逆正常呼吸而行；飯後百步走，倒著走要比正著走效果好，這能夠活動到人體不常活動的細胞，調動更多的細胞積極參與生命活動，更好地發揮作用。因為人體細胞蘊藏著巨大的潛能，所以開發智能非夢事，比如增加兩腎之間、脊柱內側（外焦）、松果體、膻中穴、下丹田等部位的細胞運動，就可以開發智能。而這些部位都是在公轉大道上「公轉」的主體，所以只要公轉暢通，身體氣機自然就會發生變化，產生意想不到的能量，促使細胞更快且更多地吸收、製造、輸送、貯存、釋放能量，並與外界不斷地進行多種形式的能量交換。

郭氏細胞論，是智能醫學時期非常重要的理論之一，而空間醫學的影子科學便是依附於郭氏細胞論而萌芽的核心概念，同時也衍生出了「透過細胞微小的空間，恢復人體整個體系的變化」的做法，這就如同槓桿原理，是利用相對較小的力量變動來「撬動」能量物質的集結，進而獲得更大的開口。空間醫學的小小方就是利用槓桿原理的核心本質，把更多力量聚焦到一個「點」上，以聚力、借力，使微小的劑量發揮更大的效用，所以空間醫學的方劑用量也變小了。

何謂郭氏細胞論

細胞具有開（吐）、合（吞）的功能活動。

當細胞進行開合運動時，形成了不同的氣。其中，形成於細胞內的氣，稱為「營氣」；形成於細胞外的氣，稱為「衛氣」。郭氏細胞論稱營氣為「物質能量」，而衛氣是「能量物質」。

人體細胞時刻進行著開、合運動，而這個過程中是物質能量（營氣）與能量物質（衛氣）進行相互轉化的樞紐。所謂轉化，是指細胞內物質與細胞外能量的雙向運動。也就是說，當細胞開（吐）時，細胞內的物質能量（營氣）便向細胞外發散輻射力，此一輻射力將會撞擊並刺激細胞外之能量物質（衛氣）的運動變化。能量物質（衛氣）在壓力的作用下，也向物質能量（營氣）進行回饋的反作用力，而此反作用又刺激並推動細胞進行合（吞）的運動。

因此，細胞的開合運動是相對性的。「開」刺激了合的作用力；「合」推動了開的功能力。細胞進行開合運動時，物質能量（營氣）與能量物質（衛氣）因相互轉換而形成了刺激與推動力，進而帶動人體能量壓力的變化。

人體的主要動力來源於心臟跳動，而細胞內外壓力的轉換，則又維繫了心臟的跳動。因此，當細胞開或合的功能運動失調時，物質能量（營氣）與能量物質（衛氣）無法進行正常的相互轉換力時，將影響並改變人體壓力的變化，因而造成人體內能量濃淡分布不均衡。

假如濃度增加時，壓力便高，能量易積聚成形；濃度不足時，能量壓力便低，形成推動力不足的情況，將影響細胞的開合運動。因此，過與不及都會形成能量的積聚，「過多」造成能量濃度壓力的增加，「不及」是能量濃度壓力的不足。

因此，當細胞開合運動失調時，將影響細胞的溫度、濕度的變化。七情（喜、怒、憂、思、悲、驚、恐）六淫（風、寒、暑、濕、燥、火）之所以是致生疾病內外因的關鍵，實際上也是因為它們影響改變了細胞開合運動的功能活動力。

簡單而言，郭氏細胞論研究探索的是，細胞內的物質與細胞外能量的雙向開合、輻射運動。

消化吸收是細胞的運作、轉化、變化

空間醫學是調整人體空間的能量運動和氣血運動。在此一過程中，空間的濃度和壓力得到調整，人體細胞消化吸收的運作得以順利進行，能促進人體健康的恢復。

空間醫學在此談到的消化吸收，並非現代醫學所講的消化系統，而是指人體內部的每個細胞都有消化吸收的問題。細胞的吞吐中，吞，就是吸收；吐，就是消化，就是輻射。西醫所說的細胞吞吐功能，就是傳統醫學所講的消化吸收，也就是指整體細胞的運作、轉化、變化。

消，是摩擦的意思，是指物質在細胞內部的摩擦、運動。

化，是轉化的意思，是指細胞內部物質轉化到細胞外部，也就是物質的輻射。

空間醫學所講的消化，是物質在細胞內部的摩擦、運動之後，從粗糙轉變成精微的物質了，再通過細胞膜轉化到細胞外。

吸，細胞外部能量向細胞內部運動。

收，細胞外部能量轉化成細胞內部物質。

空間醫學所講的吸收，是細胞內與細胞外能量壓力的相互轉換與調節。

從細胞吞吐看消化吸收的能量

對於所有細胞群體而言，所擁有的共同基本功能活動是「吞吐」，細胞透過吞吐與外界進行物質、能量和信息的交換。吞吐是細胞的基本功能，人體空間醫學則結合傳統中醫消化吸收的觀點，對此進行更深層次的研究，並深刻認識到了，如果細胞擴張過度，物質就會過多地停留在細胞內，無法順利轉化為細胞外能量；如果細胞收縮過度，能量就會過多地停留在細胞外，無法順利轉化為細胞內物質。所以在治療方法上：

1不強調汗、吐、下、和、溫、清、補、消等八法的調理，只講公轉暢通

在治療方法上，中醫學一般歸納為汗、吐、下、和、溫、清、補、消等八個方面，謂之「八法」。八法的通用是中醫辨證論治的理、法、方、藥的具體過程。一般情況下，病在表的用汗法，在裡的用下法，寒證用溫法，熱證用清法，虛證用補法，實證用攻法，半表半裡用和法，痰飲積聚、瘀血腫脹等用消法。

空間醫學在治療方法上，只著重公轉暢通，因其講求的是在公轉大道軸線上的運動，只要公轉一轉動，自然就能啟動細胞群的消化吸收運動，生理系統自然就會進行汗、吐、下、和、溫、清、補、消，將病理物質排出體外，並獲得能量的增益。所以空間醫學不是不講八法，而是在公

轉大道軸線上，動力系統的轉動之下，讓生理系統自然進行八法。所以小小方的一、兩味，就可以使得八法同步運轉中。

傳統醫學講寒、熱、溫、涼，空間醫學也講寒、熱、溫、涼，但非主要。因為能量濃度高的部位會熱，只要公轉一轉動，熱散開，該處就涼了，能量的濃度也就降低了。相同的，對寒涼的部位，公轉一轉動，有熱度了就會升溫。因此，溫涼寒熱是次要的，公轉的轉動才是主要的。

經常有人向郭老師提出一個問題：小小方用的藥是涼藥還是熱藥？實際上，既是補又是瀉，是涼也是熱。患者的肺上火了，往外焦走，肺部的能量濃度降低了，就成了涼藥。若肺部的能量往外焦走了，撞擊了命門，就成了熱藥。所以是補也是瀉，補藥就是瀉藥，瀉藥就是補藥。

空間醫學精選出的二十五味本草，其作用力是促使能量繞著公轉軸線轉動。所以小小方不主張用補藥及瀉藥，而是強調公轉暢通，公轉的起點是瀉，因為能量往前流動疏通了，就是瀉。在瀉的過程中，能量向上走，向前走，就是撞擊，就是力度，就是補。所以處方時，不要單純應用瀉藥，也不要單純應用表藥。在運行過程中，正氣缺乏時，能量可以留下成為補；人體正常時，能量可以穿過，又有一個撞擊的作用。人體的細胞要恢復正常，必須有一個力度在撞擊，關鍵不是補或瀉的用藥。

空間醫學不鼓勵死背記湯頭，只要知道藥物的起點到終點，所以其用藥是藥物的運動學，與傳統本草有很大的不同。比如，桔梗藥性的起點在兩肋，終點在兩肩胛，所以是降低兩肋壓力的瀉藥，又是兩肩胛的補藥，可以引動上焦兩側空間能量向上越肩井到兩肩胛。所以，這二十五味藥既是補又是瀉，應用了藥物的雙調作用，用藥之獨特性是醫療史上的一大改革，不僅不必背湯頭、歸經，更重要的是，化繁為簡的智慧與理論，因此會發現理解傳統醫學變得簡單起來。

2 沒有祛邪之說

傳統醫學講「扶正祛邪」，所謂扶正是扶助正氣，補充下焦的動力，增強機體抗病能力；祛邪是祛除病邪，使邪至正安。扶正與祛邪相輔相成，都是為了達到「除病固本」的目的。

空間醫學也講扶正，但沒有祛邪之說，因為空間醫學不認為人體內有邪，並且以新陳代謝做為扶正的動力。不同於傳統醫學的扶正是直接補充下焦的動力，空間醫學以公轉暢通為原則，使下焦的力量向上撞擊，一撞擊，下焦能量向上推動，此處的能量空虛了，就能促使能量外焦的能量返回到下焦運行，繞著公轉軸線轉動，所以能夠發揮新陳代謝的作用。因此，公轉暢通的起點就是疏散，就是瀉，而終點就是推動力，就是補，憑著從起點到終點之間的路徑，就能達到統一和諧的效果。

3 不講六淫

空間醫學不講六淫、七情，而是將六淫歸納於人體空間的運化當中。傳統醫學的六淫論，單指人體的風寒暑濕燥火的變化，並沒有說明這會引起空間能量不同層次的變化。人體空間無非是能量的積聚和疏散，在這個過程中，無非是身體的某一部分熱一點，某一部分涼一點。熱積就是毒熱、毒火，涼一點就是寒濕，認識到此一點之後，從辨證上看就簡單多了。

4 以虛實做為辨證法

傳統中醫認為，內因、外因、「不內外因」及七情都會導致疾病的產生，影響人體的正常功能。空間醫學則認為，人體某一空間的變化，影響細胞內外的壓力和濃度，以及細胞內外物質和能量的相互轉換，使得細胞的消化吸收無法正常進行，從而影響人體的正常功能。因此，用藥的著眼點就是調整人體空間，從而達到「調功能，祛其疾」的目的，在用藥上，更是靈活應用。

傳統的辨證法，是陰陽、表裡、虛實、寒熱的八綱辨證。空間醫學的辨證法，是細胞內外的虛實與寒熱的辨證。不講陰陽、表裡，是因為任何部位的細胞都有陰陽、表裡，對空間醫學而言，就歸納為細胞外、細胞內。空間醫學的兩個基本辨證法——虛實與寒熱，是交互作用、相互影響的。如果細胞內外的消化吸收和輻射，或說是吞吐、開合的不力，就會生寒熱。而寒與熱會導致細胞擴張過度，物質就會過多地停留在細胞內，無法順利轉化為細胞外能量，體熱鬱積體內、血液循環變差。或者，寒與熱也會導致細胞收縮過度，能量就會過多地停留在細胞外，無法順利轉化為細胞內物質，體內的水分、廢棄物被堵在體內空間，代謝出不來了。

從營衛氣血看細胞內外

人體空間醫學立足於細胞論，受其啟發，並在研究探索中結合了傳統中醫「營、衛、氣、血」的概念，從人體空間的角度獲得了新的認識：細胞內為營、血，細胞外為衛、氣。

在這一基礎上，人體最基礎也最根本的生命活動和生理功能得以擴展，人體的組織、器官、臟腑、系統，都是由功能相同或相近的細胞群構合而成，但大小不一、各有空間領屬的「細胞體系」。這些功能各異的「細胞體系」，胞胞相套，胞胞相通，既相互制約又協調統一，共同完成並實現人體的生理、生命活動。

在此意義上，傳統中醫「營」、「衛」、「氣」、「血」等概念的內涵，亦有所擴展和改變，成為具體而形象的存在。對細胞的重新認識，將傳統中醫理論和現代醫學理論結合在一起。細胞，成為傳統中醫和現代醫學的理論結合點。那麼，空間醫學和現代醫學之間的認知鴻溝與看法差異，又是如何？

中西醫本是一家

醫學是研究人體的科學，沒有國界之分；養生也不分彼此，是唯物的實事求是，以物質做為變化的基礎。多年來，世人提倡中西醫結合，但至今中西醫的分歧仍然很大，結合不了，到底誰才是科學？以空間醫學理論來看，中西醫本是一家，彼此的理論皆建立於細胞學說上。

在課堂上，郭老師經常語重心長地教育我們，傳統醫學歷史悠久，有著豐富的文化根基，是東方文化的精神，人體科學的祖師爺。我們應向古人學習，尊敬古人，研究古人的科學。古人早在幾千年前就建立了以細胞為基礎的醫學理論，相較西醫的細胞理論，只是名稱說詞不同。「營行脈中」就是講細胞內，「衛行脈外」就是細胞外。現代科學出現的許多新名詞，細細思索是換湯不換藥。所以，空間醫學不強調名稱上的統一，只要內涵一致就行了。

細胞與人體空間

人體內部並非密實的實體，而是存在著可供能量流動的空間。細胞與細胞之間存在空間，能量的積聚、流通、混化、異化都在空間內發生，信息的溝通與互換也在空間內進行。

空間有大小之分，細胞與細胞之間的空間稱為小空間，遍布於全身每個部位、每個臟腑，所容納的能量遠遠超過了經絡運動的能量，而且也是人體大空間的組成部分。空間醫學並非排除細胞本體的作用，而是認為人體的實質最主要在於人體的空間、細胞與細胞之間的空間、空間之中細胞運動時所輻射的能量，以及空間能量的運動和變化。

由於空間能量的運動和變化，能夠改變人體實體物質的運動和變化，所以，在研究人體科學時，如果只單純地研究有形的實體物質，不進一步研究人體空間，就搞不清楚人體的奧秘，人體科學就不能向前發展。

細胞與人體能量運動

能量運動是生命物質活力的調節樞紐，能量即來自於細胞的吞吐，來自於細胞內外物質與能量的相互轉化。細胞的吞吐是能量形成的基礎。同時，體內能量在流通中相互撞擊、相互推動，加速了細胞的消化吸收，促進新物質（即生命基本元素）的生成。這是生物進化的結果，不但進化了細胞的結構，也進化了細胞之間的相互配合、聯繫和調控。

古代的修練講究三華貫頂、五氣朝元，實質上就是人體能量的點、散、統一、聚、變的過程，是人體多種能量經過運動、變化後，生成新的能量物質，完成量變到質變的過程。人的生命活動分為「物理能」和「化合能」的變化，再加上意識活動。人的生命持續的全部過程，正是多種能量進行綜合性化合反應的過程，也就是細胞的生生化化。從細胞與人體能量運動，就確立了中西醫結合的基石和相同的基礎點。

1 讓細胞運動，是中西醫結合的基石

西醫認為細胞具有吞吐的功能，中醫則有消化吸收之說，比西醫的吞吐之說更清楚明白。西

醫所謂的細胞內的物質運動，中醫稱之為消化；當消化到一定的程度後，從細胞膜輻射出來，西醫稱之為吐；吸收就是呑，細胞周圍的能量物質往細胞內部走。

幾千年前，中醫便闡明了細胞的呑吐功能，把人體科學的奧秘解開了，明白在細胞之間有空間，而細胞的輻射物是精微之水，中醫稱此精微之水為氣，西醫則不承認，不明白這是水氣。當細胞內部的物質沒有完全消化好，就不能輻射出去。一旦消化不佳，那些不能被輻射出去的物質積聚起來，將會形成腫瘤。因此，形成腫瘤的原因，是細胞內部的物質沒有完全消化；以及細胞外部的物質不能完全吸收到細胞內，導致空間的能量濃度高，於是形成了良性或惡性的腫瘤。

細胞在運動過程中輻射出的物質為能量，細胞把周圍的能量吸收到內部是物質，人體是物質與能量的轉化，只有兩者的轉化正常，細胞的功能就正常，而且轉化的次數愈多，能量就愈精微。在修練中，有煉精化氣、煉氣化神、煉神還虛、煉虛還道之說，事實上就是一種物質多次進進出出的變化。

物質與能量在進出細胞之際，能量必然是相互撞擊的，只有撞擊才能恢復原本的功能。人體內部就是一個運動的體系，中醫有元氣一說，元氣的目的就是運動，西醫也講運動。

2 運動是中西醫的另一個相同的基礎點

細胞運動的動力由下往上走，因此會陰是動力的基礎。會陰細胞運動所輻射的精微物質在空間向上運動，也就是中醫所講的清升濁降。腫瘤，是一點一點積累而得，是細胞內部的積聚，也就是細胞內物質的消化不良，形成物質類碎渣，碎渣多了就成了腫瘤。只要讓細胞內的碎渣再重新摩擦、消化，就能解決細胞內的腫瘤，也是治療信息病的方法（詳見第八章）。惡性腫瘤，也是因細胞外的能量類碎渣不能被吸收入細胞內而形成的，把細胞外的積聚再重新吸收入細胞內，惡性腫瘤就獲得解決。傳統中醫有「聚則成形，散則成風」之說，將積聚的物質散開就是治病。腫瘤由大而小，由小變無，就是將積聚的能量散開。

無論是營氣、衛氣，都是細胞進行開合運動時，形成了不同的氣，但需要注意的是，細胞在運動過程中，需要空間，就比如我們吃飯不能吃太飽，否則腸胃就沒有空間蠕動，吃七分飽就是給各部位的細胞群留有運動的空間；腸胃正常蠕動，就能更好地消化吸收食物的營養，滋養我們的身體。

郭氏細胞論找到中西醫的基礎之後，再來談存在於人體空間內許多游動的黑點。實際上，其起因是物質和能量不能疏散，從而形成淤滯所致生，這會影響人體細胞之間的濃度、溫度、壓力的運動變化，影響了細胞的消化不良，形成物質和能量的碎渣。因為這些物質和能量碎渣的形態很多，呈現無奇不有的象，所以郭老師將其統稱為「影子科學」。

在這之前，我對影子科學所知甚少，認為背後的理論應該很玄，後來了解到原來影子科學是一門醫學專科，是在研究細胞的的運作、轉化、變化和消化吸收，並且只要給予身體的細胞一個生存、輻射，或說是吞吐、開合的空間，就能治療影子科學所謂的信息病。尤其是小小方，以氣味清淡但竄升力超強的本草，在有碎渣的細胞上戳個小洞，就能透散聚集的能量，進而打開象的通道，順著那些被戳破的小洞，細胞有了輻射、吞吐的空間了，淤積的能量便有機會鬆動，並重返於公轉大道上運行。

現代的西醫先進檢測儀器，也是檢查人體細胞內部、細胞邊緣空間的水氣濃度。拿到健康檢查報告時，常會因為上面充滿專有名詞而看不懂。其實儀器上顯現的病變部位，就是空間水氣的濃度高引起，所看到的各種陰暗，都是因為細胞在輻射過程中有了問題。空間醫學象之篇的理論基石就是探索水氣的濃度高低，它會像水流一樣到處瀰漫，是影響我們的健康和意識的內幕。這就是為何郭老師在空間醫學理論中點出空間醫學之水論。

空間醫學之水論

我們經常把體濕和脾胃不佳畫上等號，都會認為體內的濕氣源自於脾胃功能不佳，造成身體代謝水分的功能阻塞，而被身體儲存起來，變成無法利用及代謝的病理產物，形成腐壞的死水。

但空間醫學反其道而行，見火不祛火，見水不祛水，而是調功能、祛其疾。細胞運動失調的部分，由於細胞運動差了、弱了，輻射出的能量光相對較弱，是個暗區陰影。功能正常者，亮度是均勻的。因為黑白明暗代表了人體的濃度高低，可以把明亮度當作診斷濃度和壓力的依據。

細胞與人體疾病

細胞的功能與人體健康關係密切。細胞之所以能夠開合，正是因為內外能量之間存在著壓力差。人體疾病，歸根結柢是細胞的吞吐功能失調，細胞內外的能量壓力差發生變化。若要調整疾病，就得增強或減弱細胞外的能量壓力，比如，空間醫學中的回照療法，就是改變細胞外部的壓力，刺激細胞開合，使之處於相對活躍的狀態，進而恢復自身的功能。

空間醫學的身體按摩、小方治病，目的都在於採取不同的方式來激發不常運動的細胞，增強細胞的功能變化。如果能夠在短時間內迅速激發人體內部的能量，並激發表層、肌肉層、臟腑的細胞運動，則細胞開合幅度增大，新陳代謝增強，內外的環境將得以淨化。細胞不僅能夠恢復自身功能，同時其光亮度得以提高，對外界信息的捕捉能力相應提升，細胞的潛能將得以開發。

隨意的祛火、祛水，是因為多數人不能理解身體內在是由複雜的機能所整合在一起，要是這麼做，身體內在就會顯現出矛盾與混亂。

空間醫學認識到人體的火水都是濃度、壓力惹的禍，因此見火不祛火，見水不祛水。先探討體內出現多餘的火和水的原因，並溝通細胞內外的輻射，並加強細胞與臟腑的聯繫，就可以解除功能的障礙，那麼多餘的火和水就會被人體吸收與代謝。因此，空間醫學透過心腎上下相交的方式來達到水火既濟，在祛其疾的方法上，將三焦的餘火疏散到外焦。所以空間醫學提出的水論是：「人生於水，病於水，終於水。」這也是郭老師的治水理念。

人與水的關係

傳統中醫講天人合一，指的是人與自然界的統一性。《黃帝內經》提到：「人與天地相應也。」「人與天地相參也，與日月相應也。」人類生活在自然界中，自然界存在著人類賴以生存的必要條件，因此自然界的變化必然直接或間接地影響著每個人的生理活動。人類內在的生理活動與自然環境之間，存在著既對立又統一的整體關係。同時，人類的生理活動必須隨著外界環境的變遷而持續進行調節。

自然界是一個大宇宙，人體是一個小宇宙，人體是自然界的縮影。大自然有日月，人有耳目，大自然有江河，人有經絡，地球本身的運動是自轉，地球圍繞太陽的運動是公轉，人體內部也存在著能量的自轉與公轉。

人體空間醫學認為，人和大自然的最大共性在於，大自然是由水構成的，人也是由水構成的，地球是一個橢圓形的蔚藍色球體，水是地球表面數量最多的天然物質，覆蓋了地球表面百分之七十的面積，人體內部的水含量也占了百分之七十到八十，大自然的變化是水的變化，人的變化也是水的變化，這是人與大自然的最大相應之處。

細胞的生存環境：水

細胞內外物質與能量的相互轉化，都是在水中完成的。物質與能量都是以水的形式存在。能量是細胞在開合過程中，從細胞內輻射到細胞外的精微物質，這種精微物質也就是傳統中醫所講的氣。

空間醫學認為，這種氣其實是「水汽」。比如，人體下焦到中焦有水汽向上走，這種水汽即為人體的元氣。自然界中的「元氣」，即地氣，是地面上隱隱約約、徐徐升騰的一層能量物質。「水汽」的運行形成了人體內部的風水。「水汽」的集結與變化，形成了人體內部「場」與「象」（詳見第八章）的千變萬化。自然界中的水有三種表現形態：固態、液態和氣態，並且在三種形態之間不斷轉化，形成了雨、雪、霧、露等多種天氣變化。正因為物質與能量都以「水」的形式存在於人體之中，所以空間醫學講人體疾病的病因歸結為一個「水」字，「水」的輸布不均是導致人體疾病的根本原因。

能量與水汽

物質和能量在人體內部存在的形式都是水，細胞內物質為液態，細胞外能量為氣態。能量以「汽」的形式存在，不同於中醫所講的「氣」，而是強調與「水」的相互依存關係。自然界的水循環包括蒸發、水汽輸送、凝結降水與徑流，三種水的形態互相轉化，周而復始，「汽化」是一個重要的環節。

人體內部物質與能量的相互轉化，與自然界的水循環有著類似之處，細胞內外物質能量的相互轉化，實質上就是水的液態與氣態之間的轉化。傳統中醫的「氣」，正是人體空間之水的汽化形式，是細胞輻射出來的水汽狀的精微物質，是實實在在的，並非空虛。

人體不同細胞群具有不同的功能，但都離不開基本的消化吸收，將精微物質（即能量）輻射至細胞外，不同能量在空間進行融合，發生異化、混化，形成新的且更精微的能量。傳統中醫的「氣化」，就是人體空間不同能量的相互作用。

人體內部，物質和能量相互轉化，物質或能量的過度積聚，都可能導致人體疾病的產生。細胞內的水分過多，無法轉化為細胞外空間的「水汽」，或者是細胞外空間的「水汽」濃度過大，空間濁度增加，「水汽」淤滯，運行出現了阻礙，便影響該空間細胞群體之開合，都可能導致人體疾病。

從這一點上講，中西醫所講的疾病病因其實是一致的，細菌、病毒肆虐正是人體內環境發生了變化，正所謂「流水不腐，戶樞不蠹」，而人體內環境的變化，正是中醫所講的「六淫」，即風、寒、暑、濕、燥、火，六淫雖然形式各異，但都與人體空間「水」之變化密切相關。

疾病與水

胎兒出生之前，生活在子宮中，沒有脫離水。人在病危之際，往往出現心臟衰弱或者肺內感染，兩者都與水的變化有關。細胞內水的積聚，形成瘤；細胞外水的積聚，形成疝。細胞外水汽的積聚，圍繞在細胞周圍，形成癌。血栓也是水的變化，血栓形成的部位不同，則疾病不同。血栓堵塞在心臟，形成心梗塞；血栓堵塞在肺部，形成肺梗塞；栓塞部位在動脈，形成動脈血栓；栓塞部位在靜脈，形成靜脈血栓。水濕下注陰部，則形成陰部病變；水濕停駐在關節，則形成關節病變；水濕滲透於皮膚，則形成皮膚病變。類風濕、關節腫大，是關節空間的水分無法進入細胞內。疫病也與水相關，瘟疫源起之地，大多空氣不流通。疫病分為兩種情況，一種是高熱與咳嗽同時出現，一種是高熱與腹瀉同時出現。究其原因，前者是人體肺部空間水汽濃度太高，後者是人體腸胃空間水汽濃度過高。

就人體的四大空間而言，我們發現：如果外焦下側空間的水汽濁度太大，腎區無法接受上焦能量的撞擊，上焦能量無法疏散，則腎不納氣，金不生水，從而可能形成肺癌、食道癌等多種疾病。觀察舌象，可以看到舌根部厚膩。用藥方面，可以選擇白頭翁、桂枝，來清除外焦下側空間的濕濁；如果水汽滯留於橫膈膜以上，上焦壓力過高，那麼膈下能量將無法越膈而上，會出現打嗝、背部緊等症狀。觀察舌象，可以看到舌前方隆起。用藥方面，可以選擇生麥芽、桂枝開上焦，使膈膜以下的能量越膈而上，為膈下騰出一定的空間；如果水汽滯留於膈膜以下的中焦部位，下焦部位的能量無法向上運動，會導致胰臟、胃、肝及腹腔病變。觀察舌象，可以看到舌中部位隆起。用藥方面，可以選擇香附，引中焦能量越膈而上至膻中。

人體內部水分輸布不均形成了疾病，如果是液態的水凝結成固態，那麼就要想方設法讓固態的水流動起來，轉化為液態。也就是說要讓物質的積聚疏散開來，重新參與物質能量的相互轉換。而如果是能量的積聚，就會表現為空間水汽的濕度、濁度過大，疏散的最好辦法就是通過汽化，使能量重新參與循環。

「場」和「場象」學說

場和場象學說，是郭老師在智能醫學時期所提出的理論。「場」是什麼？「場象」又是什麼？它們都是很抽象的名詞，就像是我們到海鮮市場裡才聞到的腥味，混雜了複雜的氣味。我們所聞到的氣味，就是場象，有些體質敏感的人眼前還會浮現一些影像。而在海鮮市場所聞到的氣味，其實是許多不同海鮮的「場」所組合而成的。另外，我們走進寺廟，眼睛看到巨大莊嚴的佛像，耳朵聽到鐘鼓木魚這些古樸的聲音，寺廟裡點香的香火味道，這莊嚴又寧靜的氛圍，就是寺廟的氣味，也是寺廟的「場象」。這個「場象」是由佛像、鐘鼓、木魚等等的「場」，所組合而成的。

所以，氣味可以引起愉悅歡樂的心情，減少焦慮，改善心情，提高生理機能，與健康是雙向的關係。小小方就是調理氣味，空間醫學的二十五味本草不講歸經，只講氣味的升降沉浮，以氣味清淡卻超強的竄升力，繞著公轉軸線轉動的趨向，達到公轉暢通的作用。

我在行觀修時，內觀到人體空間充滿了各種不同的場象，各臟器的場象皆不同，其變化莫測，瞬息萬變，就像是山上的雲海，飄渺又虛，變化萬千，時霧、時雲、時晴。郭老師掌握了人體內場象的變化，並在臨床上應用，所以在智能醫學時期的後期，以場象變化做為處方的依據。

郭老師在開處方時不會切脈，而是讓患者放鬆身體並閉上眼睛站在對面，老師接著再根據對方的場象變化，來開出處方，這種方法比切脈還要準確。假如對方的心臟不好，郭老師就能根據對方的場象變化，內觀對方的心臟究竟什麼部位發亮或者發暗，應用什麼藥物解決。藥方開好後，心臟的場象就應當發生變化，因為信息去改變了能量，服藥很快就見效，甚至不服藥也見效。如果場象沒有發生變化，服藥也不會見效。再比如治療肝臟，會依場象不同而使用不同的藥，有時以柴胡為主，有時以薄荷為主，有時以前胡為主。若肝臟的上側細胞發生淤積，就要用柴胡湯或逍遙散來解決；若肝區的下側細胞發生淤積，還要加上前胡。這與中藥的君臣佐使並不吻合。

人是全息的，在處方的過程中，還要觀察全身場性的變化情況。比如胃病，觀察胃部場象後進而觀察全身的情況。所以治療過程中，需要患者提供症狀及二便的情況，有了這些情況，就相當於提供了線索，可以掌握全身的其他情況，而在對全身的場象進行分析之後，就能準確用藥。在剛開始學習處方時，儘管不知道對方的場象，仍要給對方良好的思維意識，這樣也有效。

什麼是場與場象

愛因斯坦在《物理學的進化》一書中說，「我們有兩種實在：實物和場。」在《相對論》中，愛因斯坦曾指出：「相互作用是由場來完成的。物質在其周圍空間產生引力場，而引力場又作用於場中的物質。」

物質在運動過程中，其輻射的能量充滿在空間之中。能量會相互吸引，也會相互排斥，在吸引和排斥的過程中，形成了各種各樣的象、象徵，即場象。場象是千變萬化的，圓形、椎體、長條形、散在的、瀰漫的等等，類似老子《道德經》中「惚兮恍兮，其中有象；恍兮惚兮，其中有物」所描述的那樣。恍恍惚惚的陰影，在有形組織的周圍運動變化著。

人體內部的場，是細胞在開合升降過程中所輻射出的能量而形成的，並不是無中生有。場具有物質性，人體的臟腑和經脈中都有場的存在。正如愛因斯坦所言，客觀實在的內部，既存在著場，又存在著實物粒子，場和實物粒子彼此不能分離。「場可以存在真空中，也可以存在於實物中」。

細胞與場及場象

人體內部，每一個細胞的能量都形成一種「場」，「場」的存在形式是千變萬化的，各個臟腑和各個細胞群的細胞也在不停地運動，形成各種各樣的「場」。「場」相吸相斥、相生相剋，影響人體機能的變化。比如，不同細胞內部的津液、不同細胞的場性相互融合，發生混化、異化，產生不同的物質。人體臟腑精華與骨髓精華的結合，產生血；人體能量津液與口腔津液結合，產生唾液；體內津液與腎臟津液的結合，產生多種激素；女子體內津液與子宮內膜津液結合，產生帶下。人體五臟六腑、四肢百骸、奇經八脈以及三焦的運動和變化，都仰仗於人體「場」的存在，空間的場雖然無形無象，卻無時無刻不在發揮重要的作用。

場象與人體層次

場象是物質運動的高層次方式，相當於道的層次、自然的層次。場象的變化決定了有形層次的變化。

人體有六個層次，前三個層次是有形的層次，後三個層次是無形的層次。有形的層次包括微觀、系統、整體，無形的層次包括經絡、亮、光。光的層次是最高的層次，也就是場象的層次。

人體疾病，往往是場象先發生變化。人體某一局部光亮度的改變、場象的集結，影響到微觀的毛細血管，甚至更微小細胞的變化。微觀的變化導致某些功能失調，出現不舒適的症狀，但儀器很難檢查出來。當微觀的變化逐漸擴大，就會影響到系統、整體。中醫所講的經脈不通、經脈氣滯，是整體的、大面積的層次受到影響。而基點是某些細胞、某個臟腑周圍的細胞運動相對緩慢，亮度減弱。如果不從場象入手，不研究高層次的變化，只解決低層次的變化，只能解決一時的問題，不能解決根本。

從場象看六淫致病

傳統中醫認為，六淫，即風、寒、暑、濕、燥、火，是導致人體疾病形成的外因。用場象的觀點來看，風、寒、暑、濕、燥、火，是受到大自然的影響。由於天人合一，大自然場象的變化，最終會影響人體的場象。

大自然在不同季節中的不同場象，有自身的變化規律。如果順應這種變化，身體就會健康；不順應這些變化，就會產生疾病。比如：大自然的變化分為二十四節氣，從四立講，立冬、立春、立夏、立秋，都是陰陽發生變化，人體內部的場性也隨之發生不同的運轉。

一般認為：春天屬肝，肝氣旺；夏天屬心，心氣旺；長夏屬脾，脾氣旺；秋天屬肺，肺氣旺；冬天屬腎，腎氣旺。但事實上並非如此。比如春天，是肝臟的氣機向外逐漸輻射的過程，並非是肝臟到了旺盛時期。冬生腎、春生肝、夏生心、長夏生脾、立秋生肺，所謂「生」是產生，是弱不禁風的階段。如果在這個階段，本臟得了病，治療上會有一定的難度。另外，如果在本臟能量漸弱的時候生病，也不好治。

立春時要用意識扶肝、養肝，不要把肝臟的能量向外調。肝氣真正旺盛應該是在立夏。到了立夏，肝氣充盈，可以借調肝臟的能量。如果不注意這一點，就違背了人體內部的規律。長夏生脾之時，心經旺盛，按五行講，心氣屬火，火能生土，脾經氣虛，所以這個季節的脾胃疾病比較多，容易腹脹、腹瀉、嘔吐。開中藥多用藿香正氣丸，把中州的氣正一正，否則容易中氣不足。這個季節，應該調其他臟腑的能量來補充脾胃。脾胃細胞運動最強時是在立秋，立秋時，土氣才旺，脾胃的能量才充足。土才能生金。

從場象看七情致病

七情，即喜、怒、憂、思、悲、恐、驚，會影響人體不同部位能量的變化。怒則傷肝、喜則傷心、悲則傷肺、憂則傷脾、驚則傷腎，實質上是情緒促使局部細胞開合的幅度發生變化，某一臟腑在人體表面的膚色、亮度上發生這樣或那樣的變化，這種變化就是人體場性的變化。這會影響人體的微觀，從情志上影響內臟的健康。

比如吵架生氣，腹腔細胞的運動幅度加大，輻射出來的能量增多、濃度增高，而其他部位，如肺部、四肢部等，細胞運動沒有相應地加大加快，肝臟的能量排不出去，使得肝臟內壓加大，不能調和。所以，怒則傷肝。如果上下細胞運動幅度一樣大，能進行轉化，讓多餘的能量疏散，就不會生病。

場象與人體實質性病變

春悶為風，夏悶必雨。各個季節的場不同，所負載的信息也不同。人體內部的場也是這樣。冠心病，得病之前有預兆，胸部發悶，但儀器檢查沒有問題。其實心臟周圍的場性已經發生變化，由「晴」轉「陰」，只是尚未影響到實體。空間場性濃度增高，則細胞開合不利；若細胞開合不利，內臟的新陳代謝就會失調，產生實體病變。B型肝炎表面抗原，首先是肝上葉空間濃度增高，進而影響到肝上葉一公分左右的細胞運動。

若是調整場性，微觀方面將發生變化，系統方面也會逐漸發生變化。系統方面發生變化，整體方面也會起變化。例如，胃脹氣時，不必管胃的內膜、胃的細胞，而是調整胃部的場。在改變場之後，微觀自然獲得改變。

要把握人體場性變化的規律性。人的生老病死是有規律的，比如：年輕時身體內部亮度較高，隨著年齡的增大，人體的亮度逐漸減弱下來。「人到四十五，好比莊稼去了暑」，四十五歲是一個臨界點，如同從夏至到冬至一樣。從冬至到春及夏，氣候從寒冷逐漸轉暖變熱，即是「陰消陽長」的過程。由夏至到秋及冬，氣候由炎熱逐漸轉涼變寒，即是「陽消陰長」的過程。

在有規律的變化之中，還有突變。突變有兩個方面，一方面是有益的突變，另一方面是有害的突變。人體內部的場象是千變萬化的，是各種各樣因素作用的結果，既要把握規律，又要考慮突變，才能為實體病變尋找到根本原因。

場象與臟象

古代「臟」與「藏」字相通，臟象學說又稱藏象學說，藏指藏居於體內的臟腑；象指臟腑的功能活動和病理變化反映於體外的各種徵象。臟象學說是研究人體各臟腑、組織、器官的生理功能、病理變化及其相互聯繫的學說。

臟象學說以臟腑為基礎，按照臟腑的生理功能特點，以五臟為中心，透過經絡的溝通，配合六腑，聯繫皮、肉、筋、骨、脈及目、舌、口、鼻、耳等組織，因而人體內各臟腑、組織、器官構成一個有機的整體。臟象學說認為，人體內在臟腑的病變，可經五官九竅、皮肉筋脈等反映於外，因而觀察疾病的外在表現，可以了解病位之所在，分辨病邪之屬性，把握臟氣之虛實。在此基礎上，加以分析歸納，進而作為診斷。在治療方面，臟象學說是確立治療原則、選方用藥的理論依據。

《黃帝內經》中已經涉及場象，但還沒有把它當作專門的課題來研究。古時研究針灸、處方、病理、藥理的學說，都研究了人體的場象。場象與臟象不同，是肉眼不可見，儀器不可察，屬微觀範疇，依賴於人體自身功能的開發。體內細胞的開合，由於能量強弱不同，所以形成五顏六色的場象。場象朦朦朧朧、恍恍惚惚，圍繞在臟腑周圍。經絡也是場象的一種，經絡的變化是有規律的，其他的場象則難以把握。

場象以意透（意識滲透、穿透）為基礎，因此切脈在中醫診斷中是非常重要的內容，為四診之一。但切脈不如看場象清楚。譬如，脈沉數有火，火在裡面是怎樣的情形，脈象上說不清楚。看場象就可以發現肺部場象濃度過高，可以用辛、甘的藥物疏散。如果對場象問題理解比較深，即使不能意透，也能夠應用，而且治病速度非常快。這裡講的場象，是以人體場象為中心，而由於天人合一，如果能悟透其中的道理，那麼可以用來研究自然與社會的許多課題。

場象學說，是空間醫學的重要組成部分，是郭氏診斷、治療和用藥的奠基之石。場象學說，是人體科學發展到一定階段的產物，是對物質世界的認識發展到新高度的產物，有助於更透澈地認識人體生命活動的規律，更深入地探討蘊藏於人體內部的奧秘。

從場象看陰陽

「陰陽」是道家修練理論中的核心，也是中醫一切理論的基礎。「陰陽者，天地之道也，萬物之綱紀，變化之父母，生殺之本始，神明之府也。」

用中醫的陰陽觀來衡量，人體的實質性臟器屬陰，場及場性屬陽，「孤陰不生，獨陽不長」，陰陽推動著臟器的運動。大自然存在著能量的相互輻射與撞擊，存在著多種多樣的場與場象，不同的場之間相互作用、相互影響。場總是從濃度高的地方往濃度低的地方流動、補充，用陰陽的觀點來衡量，濃度高者為陽，濃度低者為陰。場不是靜止不動的，而是時刻處於運動變化的過程當中，處於錯綜複雜的狀態。陰陽也不是固定的，而是靈活的、辨證的，陰中有陽、陽中有陰，陰陽相互制約。若要激發細胞運動，促使不活躍的細胞活躍起來，就要使場性增加，使場的能量相互撞擊和輻射。「陰陽者，一氣也。」傳統中醫認為，任脈為諸陰經之海，督脈為諸陽經之會，空間醫學用公轉聯繫任督二脈的整體運行，統一調整人體的場性、陰陽、能量盈缺，改變五臟六腑能量的運動變化。

我在重新整編空間醫學時，把智能醫學時期的場和場象學說合併在一起，如此一來，有助於讀者理解空間病的成因，以及空間醫學何以能治療信息病的關鍵原因。

第八章 探索空間信息與治無形疾病

傳統中醫與民俗醫療都認為生病的個體與無形能量場有關，普遍相信病氣之說，以及無形能量場的轉移問題。甚至有修練底子的人，可以觀察到在疾病部位出現模糊不清的影像變化。

實際上，空間病和無形疾病，是不同的概念。我們對無形疾病的認知也很籠統。空間病和無形疾病同屬於非實質性的疾病，針對空間病，若只是單純的因細胞內物質的消化不良所產生的物質碎渣，或是細胞外能量的消化不良所產生的能量碎渣，又或是因能量入出口的空間通道不通了，引發能量不當之聚集所形成的疾病，則只需將能量加以疏通，或是加強能量的流動即可。不過，高科技的精微儀器仍無法觀測到能量的存在，看不見引發疾病之根源，即便身體確實感覺不適，還得等到不適感遍布全身後才能診斷出來，通常也不是第一次就能百分之百確診，需要觀察一段時間。如果能把能量入出口的通道打開，幫症狀打開通道，即是治未病。

另外，空間病的另一個來源是信息。

空間醫學象之篇章，探索了空間信息，其實也是治無形疾病。郭老師除了有深厚的修練底子，更具備五十年的臨床經驗，因此能透過醫學角度探索出所謂的影子是象之變，影子是因為空間內能量濃度與壓力的改變，引發亮度的變化，便會出現許多模糊不清的影子。所以，只要給予人體細胞一個輻射、開合吞吐的空間，空間內的能量濃度與壓力獲得了調整，就可以治無形疾病。只要打開無形能量場入出口的通道，並且校正回歸於公轉大道重新參與公轉的循環，就能改變能量場及能量結構，就可以治空間信息病，也就沒有能量場轉移到醫者身上的問題。總而言之，空間醫學既探索空間疾病，也治無形疾病。

所以，要治療無形疾病，首先得了解疾病的性質，以及所有空間信息的起源。

有形疾病與無形疾病

空間醫學將疾病分為有形與無形兩個層面：所謂有形疾病，即呈現諸多症狀，經醫學儀器檢查能夠確診的疾病，或症狀尚未出現，但經檢查能夠確診的疾病；所謂無形疾病，即呈現諸多症狀，但經檢查未能發現的疾病，或尚未呈現症狀、檢查也未能發現，但實質已存在的疾病。

無論是有形疾病還是無形疾病，都可能是由於人體空間信息發生變化，導致人體能量運動失常，進而引起人體功能失常。

空間醫學治無形疾病與中醫的關聯性

空間醫學將細胞在開合運動過程中輻射於空間的精微物質稱為「物質能量」，這一能量概念與現代醫學所講的能量有所區別，更接近於傳統中醫所講的「氣」。而空間醫學所講的「信息」，是比「物質能量」更精微的物質存在。目前，儘管高科技精微儀器推陳出新，仍然無法檢測到人體空間能量的存在，更無法認識到人體空間信息的存在。信息方面的問題，起源於心念、思維，屬無形，然後影響到有形的器質層面，所以傳統中醫有七情致病的說法，七情包括喜、怒、憂、思、悲、恐、驚七種情志變化，情志變化嚴重者可影響臟腑，使之產生病變，反之，臟腑病變也可以透過情志變化表現出來。空間醫學認為，「七情」引起的疾病是空間「信息病」之一，與思維意識相關。若要解決七情引起的疾病，除了要疏通能量外，還須改變其思維意識，即所謂「心病要由心藥醫」。

傳統中醫將疾病的原因分為內因、外因和「不內外因」，現代醫學則將疾病的原因歸為細菌、病毒等，而空間醫學認為，這些原因都可以歸結為細胞內外物質能量轉化失調。具體說來，如果細胞收縮幅度過大，能量積聚在細胞之間的空間，進而不能順利轉化為細胞內物質；或者是，如果細胞擴張幅度過大，細胞內物質過剩，進而無法順利轉化為細胞外能量，都會導致人體功能失調。

《素問．評熱病論》曰：「邪之所湊，其氣必虛。」人體能否保持正常的健康狀態，主要取決於人體內部能量分布是否均衡。能量充足，聚而散之，積而化之，瘀而開之，熱而寒之，濕而去之，寒而熱之，實而瀉之，虛而補之，人體就會健康。醫學的發展對人體的研究越來越精密，以致整體觀念淡薄，當今醫學的分科就是一個明顯的例證。

空間醫學強調整體辨證，就是要具備一種大的視野、全面的眼光、開闊的思想，來調動人體的信息，運改能量，透過能量撞擊物質，從而恢復人體功能。

空間醫學的核心內容為能量學說，關於能量的論述貫穿了生理、病理、診斷、用藥與治療各個方面，公轉暢通是空間醫學最根本的治療原則，無論是空間信息或能量引起的無形疾病，都可以透過促進公轉暢通來進行調整。

人體空間與細胞基因工程

人體空間醫學從「空」肇始，由「零」開始，將外在的「空間」概念引入到人體內部空間研究中，這與當今世界上的各類醫學都有所不同。

人體空間醫學研究的不是某個臟腑的生理功能，而是臟腑所在區域的生理功能，即涵蓋了臟腑周圍的空間，是由點到面的變化。因此，人體空間醫學提出了胞內胞、胞外胞、大胞套小胞的胞胞理論。而且，人體的每一種細胞都有各自一定的空間。任何胞均非實體，其中間都有空的存在。比如，連於動靜脈之間、網狀分布的毛細血管，血管壁薄、管徑小、通透性強，才便於血液與組織之間進行物質交換。正是這個「空」，加上壓力的作用，人體的物質和能量才有了運動、變化的機遇與場所。

現代醫學更側重研究細胞內部物質的變化，研究不斷深入，發展到細胞基因工程等等，儘管如此，仍然局限於細胞內部，沒有脫離細胞本體，無法完整地認識人體的生理病理。

人體空間醫學從「實體」和「空間」兩個角度來認識人體，發現了人體空間精微物質的存在，以及人體空間「象」的變化，「象」的物質基礎是能量，是空間中流動的精微物質。

人體內部是個大空間，能量在這個大空間中進行大循環、大撞擊，並在大撞擊中進行大交合。與實體物質相比，人體空間精微物質是一種微觀的存在，而人體內部廣泛存在著空間，人體內部的能量運動也是千變萬化，不能不說是宏觀。

人體內部的空間十分遼闊，存在於細胞與細胞、臟腑與臟腑、系統與系統之間，有實體物質存在就有空間存在，兩者相伴而生，無處不有，無處不在。宇宙空間是萬物產生與變化的根基，人體空間是人體小宇宙的萬象之根，是生、長、化、收、藏的基礎。人體空間是形體物質之間相互傳遞能量的媒介，是人體內外能量交換的橋梁，是人體信息傳輸的通道。因此，空間醫學也應用了這個通道來治療空間的信息病。

公轉暢通治空間病，也治信息病

空間醫學提出：生理、病理都與人體的功能有關。人體正常的功能就是生理；非正常的功能就是病理。研究人體生理與病理的功能，兩者是分不開的。臨床的各種常見病、多發病，尤其是一些疑難雜症，都與人體功能有關。因此，無論是治療空間病還是信息病，都要從人體功能上入手，而公轉暢通可將病理轉為正常生理，在治療空間病、信息病中扮演著關鍵角色。

空間醫學強調細胞內與細胞外的物質與能量的轉化。細胞轉細胞（指細胞的開合吞吐），能量生焉；物質出細胞，精華乃成；精華入細胞，營氣生焉；出細胞為神，精微物質至精焉。這是人體內部正常的生理。物質應出細胞而不出，為積，疾病生焉；精髓應入細胞而不入，為聚，疾病生焉。積、聚是致病之因。積為細胞內之變，聚則是空間問題，此為人體的病理。

人體的任何臟腑都是製造、吸收、消耗和轉化能量的場地。一旦空間能量運行失調，就會導致人體的功能失調，導致疾病的產生。空間內能量濃度與壓力的改變，會引發人體內部亮度的變化，以致出現許多模糊不清的影子，這就是所謂的「空間信息病」。

空間醫學講究人體內精微能量運動，而能量運動也有層次性，因此空間醫學調動人體的總能量運動，使其在人體內空間形成一個能量循環運動，稱之為公轉。它具有高度的凝聚力、穿透力，以及循環往復、周而復始的運動特點，可以疏通能量積聚，促進能量高的地方往能量低的地方補充，達到「起則瀉、行則通、終為補」的作用，調節能量的高低不均衡狀態，空間內能量濃度與壓力也就獲得了調整，不僅能治療人體疾病，也能治療空間信息病。

有形無形、空間信息病一步到位的治療

能量有主有次，總能量即為公轉。所以公轉有協調及調整中醫所說的宗氣、元氣、衛氣、臟腑之氣等等，這些次級的能量性質與壓力的作用。

1能量不斷更新，恢復能量的性質和壓力的調節

能量喜動不喜靜，能量的性質就是運動，只有運動才能確保能量不斷更新、不斷與其他能量混化、異化，並確保能量的供給和運動，所以在治療能量問題時，就是恢復能量的性質，達到能量運動的狀態，進而恢復臟腑機能，故空間醫學認為「調公轉，祛其疾」。

2能量的撞擊，促進人體生化循環往復

能量的恢復、淨潔和功能運作都在於運動，能量的不滅在於循環，能量的運動在於撞擊，撞擊之後能產生第三者能量（新生能量），才能夠確保能量脫離本位去供養下一部位的能量所需，

這就是公轉循環生生不息的道理。能量以「通」為補，瀉其有餘，補其不足。以「通」來調節能量分布不均勻、促進能量性質的改變；能量以「通」為順，以運動為生命；能量喜動而惡壅滯，若能確保能量的利他性，才能促進人體生化，並使五行循環往復、十二經脈循環、公轉暢通。

3能量運動具有溫度的雙向調解作用

能量運動可促進細胞的開合撞擊運動，增加細胞之間的溫度；也能確保細胞之間溫度相對均衡，溫度高的能量經過流通，能夠減少本部能量的熱度，既能瀉火又能溫陽，所以能量運動有溫度的雙向調解作用。溫度的改變就能夠促進水化氣上升為雲，雲聚下降為雨水的作用，對水的狀態（液態、氣態）循環有促進的作用。

小方治病以公轉暢通為治病總則

空間本草就是改變局部的能量性質，促進能量恢復原本的功能，確保能量運動，達到治療疾病的作用。人體的能量主要是內焦能量以上升為順，外焦能量以下降為順。上升是為了五臟六腑的功能正常，下降是為了精微能量有回收的通道，如果能量只是上升沒有下降，就會導致上實者越實，如果只有下降沒有上升，就會導致臟腑機能衰退，一般來說，年輕者多上升，年老者多下

第九章 天人相應與影子科學研究

影子科學研究探索了三個部分：一、人體壓力的變化，形成了人體內能量濃淡分布的不均衡；二、因細胞消化吸收不良而停滯於細胞內外的碎渣；三、流動於空間的精微物質。

郭老師在空間醫學後期，提出了能量密室（子宮、精囊，詳見《打通靈性覺醒的人體空間通道》）之說，其實是對流動於空間的精微物質的探索，也是對天人相應進行了探索，只是把「天人」之相應觀念分成兩個部分，一是人與自然界互相感應、互為映照的具體部位，在密室右側，而密室左側相當於輸尿管空間的部位，是祖傳基因的載體，也必然反映出人體與之相應的生理活動或病理變化，也是空間信息的來源之處。

如果你相信業力因緣之說，就要探討密室左側的空間信息，有時可以為自己創造驚奇的未來。尤其身為醫者，要擺脫業力束縛的壓力，才能勇於向內在探索，從疾病形成的原因著眼，不斷地進行研究探索。

對於業力因緣之說，我認為每個因緣都是機遇，這是可遇而不可求的，尤其和癌症患者的能量零距離的接觸，我相信一切都是最好的安排，能讓我更進一步了解學習郭老師在空間醫學後期提出的影子科學。

診療實例

有位老友去配眼鏡時，驗光師發現他的右眼有點問題，便建議他去醫院做檢查，沒想到竟然發現他的右腦有一個腫瘤，極可能是惡性腫瘤，要立即實施手術，否則隨時有生命危險。在進行手術前的體檢時，醫師又檢查出他的心臟有些問題，可能是腦壓影響了心臟，另一個原因就是跟情緒有關。我該怎麼解決這個問題呢？不管是由腦壓引起的心臟問題，還是情緒問題，治療方法上都是幫能量找出口。

第一步，打開三焦能量的門戶

在他的右肩胛縫隙裡面找到痛點，是最快的方式，我也很快就找到了，按上去確實讓他感到非常痛，這個痛點是三焦能量的門戶，不僅能將腦壓快速降下來，同時也能打開膻中的出口，有助於調節心臟的問題。他的腦壓之所以會過高，就是因為三焦能量的出口堵住了，導致所有的能量都往頭頂衝，而腦部壓力過大會影響到心臟。

人體能量的正常公轉路線是從下焦往上走，經過中焦、上焦，越過頭部到達外焦，同時另一股能量不經過頭部，而是越過右肩胛到達外焦，這兩股能量在外焦匯聚，之後再往下通過尾閭、會陰，再次回到下焦，如此周而復始的運動。

正因為他的右肩胛的能量出口堵塞了，而能量不斷往上走，必然會在頭部匯聚，導致腦部壓力越來越高。

所以，第一步是打開三焦能量的門戶，打開右肩胛，把三焦能量校正回歸到公轉大道上，三焦能量有了一個出口，就不再全部往頭部流動，腦部的壓力自然就會逐漸降下來。

第二步，幫出D找入D

不過，一直按揉右肩胛，病人也無法承受，所以我又進行了以我的一手近、一手遠這種不平衡、不對稱所形成的壓力差（這是郭老師在智能醫學時期提出的雙手回照法）的方式，為他做調理。我的一隻近手（離對方較近）是照對方腦瘤的中心，我的另一隻遠手（離對方較遠），則是回照他的尾閭。借助遠近不同的手勢所製造的壓力差，將腦部過多的能量疏導到尾閭，能對長強穴進行撞擊，透過外焦能量的下行達到「針灸」長強穴的效果，並打開三焦的入口，這樣更有益於將能量校正回歸於公轉大道，公轉才能順利暢通地循環起來。

為什麼我要採取回照法的方式去調理呢？可能有人會覺得我已經修練了三十年，怎麼還用這麼簡單、幾乎每個人都能應用的回照方式去治療。其實生病的人，尤其是癌症患者，體內的能量壓力是非常高的，如果沒有先將腦部腫瘤周圍的能量疏散一些，我們的能量是打不進去的。而且郭老師也講過，我們在治療時不能引蛇出洞，而是要先疏散壓力中心點周圍的能量，所以我一開始就是按揉右肩胛的痛點，再配合回照的方式，並在做回照時運用冥想方式去疏散能量。

在我為老友調理了三天之後，他就要去做心臟檢查，但我的心裡還是覺得不踏實，這時最快速且最有把握的方法就是給他做寸關尺（把脈），因為他的心臟檢查要過關才能開刀，而且，就算他的心臟確實有問題，透過做寸關尺也能夠將他的心臟氣脈打通。其實，當時我心裡猶豫了一下，因為腦癌的病非同小可，潛伏著一股巨大的能量，如果我的氣脈過不去而反彈回來，我絕對會受傷，但最後我還是決定幫他做寸關尺。在做的過程中，我發現通過他心臟的氣還滿順暢的，沒有什麼問題，於是就告訴他不用擔心，明天的檢查絕對能通過。

第二天的心臟檢查果然如我所料地順利過關，那麼接下來就要面臨五天後的腦部手術了。

癌症是高秩序的能量

其實，不管是西醫還是中醫，都沒有真正的認識癌症。中醫對癌症的定義就是「氣瘀血瘀」，空間醫學也認同癌症是姓瘀不姓毒。但是，我只看到腫瘤的表象，只看到它被氣血包裹起來，但是它裡面的核心、在能量壓力的中心點到底是什麼，我並沒有真正認識清楚。

腫瘤中心點的壓力非常高，能量強大到無法想像，所以只有先卸除腫瘤周圍的能量，才能深入它的中心點去看清楚，但是要卸除腫瘤周圍的能量是一件很困難的事情，所以到目前為止還無法去一探究竟。

我們只是透過別人的經驗、書本上的理論知識，去認識腫瘤，如果自己沒有親自深入進去感受的話，是不可能知道這種能量強大到何種程度。

在考慮過後，我決定以把脈的方式深入對方的體內進行內觀。其原理在於，當雙方的氣脈連接成一氣後，我的氣走到哪裡就能夠內觀到哪裡，可以清楚了解對方身體裡的狀況；當氣走到他的腦部時，他的哪一根血管被堵住了、如何去疏通這根血管，我都能夠清楚地感受到。事實上，他的腦部不只有腫瘤的問題，還有其他問題，醫師也證明了這一點，開刀只是解決最關鍵的問題；當然，也可能是因為腫瘤才影響到其他地方。

不過，當時我還來不及反應，突然就感覺自己的大腦裡像是氣球那樣被吹大，脹得非常厲害。我嚇了一跳，不知道這是怎麼回事，感覺如果再繼續這樣脹下去的話，腦袋的中心點都要爆裂了，所幸我腦中的這個壓力點在脹大的一瞬間，很快就從腦中心「唰」的一下往下跑了。

當天晚上，我躺在床上根本就睡不著，一直睜著眼睛直到天亮。我感覺自己體內有一股很強大的能量，從頭頂貫穿到腳底，一直在繞著公轉的路徑循環著，彷彿有十個高級氣功師同時對著我的身體發功，幫我打通全身的氣脈，而且一直持續到第二天早上才逐漸平靜下來。

雖然他體內那麼大的能量已經疏通了，但很可惜的是再過一天他就要去動手術了。我心想，既然前一天已經疏散了那麼大的能量，那麼我應該輕而易舉就能夠深入到腫瘤的裡面進行內觀，好好探究癌症的中心點到底是怎麼一回事。於是，我繼續為他做寸關尺來進行內觀，結果卻很奇怪，當我的能量經過那個點時，滑溜一下就過去了，過門而不入，我可以感受到那個地方已經沒有多少能量了，並沒有什麼阻礙，但就是無法深入進去。

因為他明天就要動手術，需要早點休息，我便沒再繼續。雖然感覺有些遺憾，但是我心裡還是抱著希望，想要等他動完手術回來後，再想辦法去探個究竟。

癌症是能量的有序化運動

這位老友在動完手術的幾天後，要求我幫他調理，於是我繼續幫他做回照。沒想到，當我的手放在他開刀的地方時，頓時就像觸電一樣，像是有一股電流通過我的手釋放出來，明顯感受到他開刀的那個部位有一股壓力。這位老友並非敏感體質，但當下也感受到大腦正發生著巨大的變化，就像是呼吸一樣，一脹一縮非常明顯。他的家人知道這種情況後，嚇得從椅子上跳起來，阻止我繼續調理，因為剛開完刀，深怕他血管爆裂，非常緊張。當時我也非常緊張，所以就立刻停止調理。

透過這次近距離照護罹患腦癌的老友，我獲得許多中醫學上的寶貴答案。正如郭老師所說的，癌症腫瘤是能量的有序化運動，是高能量的集結點，就像是一座核電廠提供源源不竭的電能，所以先前我才會覺得彷彿有十個高級氣功師同時對著我的身體發功，幫我打通全身的氣脈，而且一直持續了四十八個小時才逐漸平靜下來。

這位老友在開刀之後，腦部仍然持續釋放著一股電流。但實際上，癌症的中心點就是一個空，當我在替他把脈進行內觀時，發現所有能量都繞著這個空進行旋轉，導致其他正常細胞無法獲得能量，因而癌症患者消瘦得很快。

空間醫學不主張開刀，而是破除癌症腫瘤能量的有序化，所採取的策略方法是把癌症腫瘤周圍的能量掏空，在掏空的過程中，癌症部位的能量才能向四周疏散，逐漸萎縮，最後消失。

癌症腫瘤一開始是周圍能量集結並逐漸膨脹，所以人體會虛弱得很快。由於癌症腫瘤是一個領導中心，人體的所有能量都往那裡跑了，以致能量集結腫大、變化，然後轉移。所以，只要將外部能量疏散，問題就解決了，也就是用五行相生的原理及路線，引導這個區域的能量往一個方向走。

公轉暢通和癌症都是能量的有序化運動，只不過癌症的能量運行方向相反了。如果我們能夠認知到，高秩序的能量原本就在公轉大道上，是每個人內在本就具有的自我調節能力，你只需要公轉暢通，讓貫穿了人體四大焦（四大空間）的能量循環往復，就是能量有序化運動。

悟通這一點，使我更加理解天人相應與影子科學的研究，同時也認識到，俗稱的病氣就像「氣」一樣，同樣有著氣體般的流動特性，並可以理解為生命的「能量」或「動力」，這能量會流遍全身，甚至會輻射於人體之外的空間。在內心有了這一層覺悟後，對病氣和業力正知見的確立，會有較有正向的認識。

對病氣和業力的思考脈絡

如果我們的身心足夠健康，不僅能有效化解對方的壓力，還能將壓力轉化為動力，反過來推動自身氣血的運動。

很多醫務工作者在幫人調理後，身體會感覺不舒服，幾乎所有人都會認定這是對方的病氣跑到自己身上了。身體不舒服的原因其實是因為氣脈不通，是身體長期承受太多壓力而沒有及時調節導致的。我們在幫人治病時，不管用的是什麼方法，其實都是一種能量的交流，就算坐在一起聊天或聽課，也是能量的交流，如果我們能夠內觀就會發現，當自己安靜地坐著時，體內的能量其實時時刻刻都在與萬物、大自然進行交流。

生病的人身體局部積壓了過多的能量而無法流通，承受著很大的壓力，當我們跟他交流時就能夠感受到這股壓力。譬如對方的心臟有問題，那麼當我們面對他時，要是也感覺自己的心臟不舒服，其實是自己的心臟氣脈不通，所以對方心臟的能量輻射過來，我們就會有感覺。如果我們跟一個高級修練者在一起，那麼對方所輻射出來的能量就會讓我們感覺很舒服；我們在大自然中感覺很舒服，也是同樣的道理。

我們最害怕的就是能量集中在某個部位，雖然人體不能沒有壓力，而且壓力就是動力，但是生病的人與高級修練者之間的差別，在於病人的這個壓力是集中在某個部位，那個部位就會生病。而高級修練家的這個壓力卻像多米諾骨牌效應一樣，會產生一種連續的撞擊和推動力，推動氣血能量的運動及循環，而且能量與能量之間還會產生一種撞擊，撞擊出更多的空間，空間大了又能夠承受更多的壓力，這是一種正向的循環。我在幫對方做寸關尺的時候，為什麼能夠借助對方的巨大能量打通自己的氣脈，就是因為我的承載空間夠大，調節的力度也足夠大，如此才能將壓力轉化為推動力，從頭到腳打通氣脈。

反之，如果我們的氣脈不通，那麼病人走了之後，這個不通的地方就會感覺不舒服，我們可能就會認為這是對方的病氣。但在這種時候，我們應該先想一想，這個部位是不是曾經有過問題，即使現在沒有，但是以前絕對有病根，是這個病根導致這個地方的空間不夠，沒有多餘的空間去承載對方的壓力，或者說是這個地方氣脈不通，能量不斷朝某一個部位的空間累積，這些只進不出的能量就會讓你感覺不舒服。

如果我們有了錯誤的認識，往後幫人治病時心裡就會有陰影，內心就不可能強大起來，這會導致氣脈更不通暢，最後影響到自己的健康，這是惡性循環。所以，我們對疾病一定要有正向的認識，我個人也有宗教信仰，深信因果業力輪迴之說，但是我不認為所有的病都是宗教上所講的因果病，或者是業障病。

如果把醫學和宗教混為一談，相信沒人能夠跨越因果業力輪迴的束縛，也就束縛了人自由探索的心。疾病的真相只能示現給拒絕蒙蔽的心靈，所以當我在學習空間醫學時，就會把宗教信仰暫時放在一旁，而是進入醫學的角色，那麼疾病就會向我啟示它的真相，我就不容易陷入迷信，才能勇於向內在空間探索，從疾病形成的原因著眼，不斷地進行研究探索及精進，才能因應時代的新挑戰。

天人相應與影子科學研究

天人感應是天意與人事的交感相應。

古代中國哲學、中醫等，都認為人生天地之間、宇宙之中，一切生命活動與大自然有著息息相通、相應的關係。不論四時氣候、晝夜晨昏，還是日月運行、地理環境，各種變化都會對人體產生直接或間接的影響，而人體對這些影響也必然會反映出相應的生理活動或病理變化。人與自然萬物同類相通，相互感應，天能干預人事，預示災祥，相同的，人的行為也能感應上天。這就是「天人相應」的思想。

在幫老友調理身體的過程中，讓我更進一步了解到影子科學對天人相應的探究，雖然腫瘤的周圍已經沒有能量了，但是我的意念卻滑過去了，就是進不去，這很奇怪，也很耐人尋味，可能癌症的能量知道我沒有惡意，所以我沒有感覺到任何的不舒服。曾有兩次，我只差一點就深入到腫瘤的裡面進行內觀，但弔詭的是，當時卻被突如其來的電話聲響給破壞了。老友的兒子選擇了關鍵時刻來電，這是巧合嗎？由此啟發了我思考天人相應，我們除了要研究大自然變化對人體生理或病理的影響之外，也應該認識到「信息」的問題。這也就是郭老師在空間醫學後期提出影子科學，尤其能量密室探索的原因，就是大自然和遺傳基因如何對人體形成相互的影響（詳見《打通靈性覺醒的人體空間通道》）。

在面對老友的惡性腫瘤時，為什麼我能「全身而退」？我想，這是因為空間醫學不是採取對抗和消滅疾病的方法，而我也因為這個觀念的養成，能在面臨到極精微的能量時，不思善，不思惡，並在不驚、不怖、不畏的情況下，能深入疾病進行內觀，查看疾病的真相。

思考中醫未來之路何去何從

當我深入內觀對方手術前的右腦腫瘤時，一直感覺不到這股能量，表示這股能量太強大了，壓力太大了，導致我無法觸碰到它。這種情況也顯示出這股能量並沒有範圍，我無法將這個能量的邊界清楚地畫出來，它是分散的，而這也是郭老師教我的判斷良性或惡性腫瘤的依據。以前在義診時，我就憑著這個依據，準確地幫病人做出指引。透過這次事件，我再次深深地體會到，中醫常被認為不夠科學，不像西醫有高科技的量化指標、儀器診斷等。因為儀器沒有情緒反應，只要電源充足，就能維持正常運作。但人類是感情動物，有情緒是很正常的，當身體疲倦極了就無法正常運作。這一點是西醫相較最大的優勢。

但中醫真的比較「不科學」嗎？我不認為，傳統中醫精髓裡，有很多是超越西醫的救命妙方，就正如小小方治癒了許多胰腺癌的患者，截至目前為止，西醫對胰腺癌的治療的現狀是不理想的。

在網路上經常引發中西醫的論戰，為什麼西醫那麼排斥中醫，甚至發起廢棄中醫的運動？而我卻認為，中醫自身學術的丟失，才是中醫衰落的根本原因，尤其是行醫者沒有內觀的基礎。我們在幫人做治療時要觀細微，要有內觀力，要觀察患者內在能量場象的變化，這種變化是很關鍵的，同時還要觀察患者周圍能量場的變化，這種變化很多時候是不可思議的。

當務之急並非思考中醫未來之路何去何從，我認為我們該做的事有：一、重新找回遺失的內觀術。只有內心的觀足夠細微，就好像我在幫對方把脈時，能夠很清楚地知道自己的氣走到哪裡，裡面的狀況是怎麼回事，對於有問題的地方，當下就能運用好的思維去改造和療癒。二、練氣功，才能知道各種藥物與人體能量有直接的變化。對於空間醫學的二十五味本草，彷彿就像神農嚐百草，透過感應力，就能相應到各種本草的藥性與人體能量有直接的變化。三、要具備醫學知識、技能、態度所需的核心信念，深入探討傳統醫學以文化為首要的傳承，這種深層次的文化精神是一脈相承的，存在於宇宙大自然空間當中，是空間文化傳承的內在精神動力，並可以超越空間阻隔，持續啟發我們獲得更多學習的靈感。所以說，找回空間文化傳承的內在精神動力，就是我重新整編空間醫學的初發心。

對中國傳統醫學有興趣者，以及修習過類似能量醫學課程的人，都知道光是背湯頭歌就有幾百、上千個，但在臨床中能正確辨證運用的，更加困難。這也是中醫中藥得不到普及和推廣的原因。所以，需要轉化，把抽象、深奧、複雜的中醫具體化、形象化、簡單化，既不失先哲的思想精髓，又要用現代語言進行闡述，還要符合世人的需求。否則，傳統的東西再好，看不懂，弄不通，學不會，不能應用，就等於沒有生命。空間醫學是郭老師多年的臨床經驗總結，尤其「小小方」是郭老師用藥的實踐、總結，再實踐、再總結，逐漸摸索研究而形成的思想體系的核心論點。在思考中醫未來之路何去何從時，空間醫學會是一個好選擇。

空間本草篇

第十章 空間本草保公轉暢通

相信絕大多數的人都對小小方治病是感興趣的。

所謂小小方治病，是以蒲公英、獨活、當歸、佩蘭、香附、桂枝等六味藥為君藥，再隨症加減九節石菖蒲、赤勺、杜仲、栝蔞仁等，共有二十五味常用的藥。追求四兩撥千金的功效，透過小方劑、少劑量的處方，在最短時間內發揮最佳療效，緩解病患的痛苦。

特點一是藥味精，從常用藥中選擇三、四味，作用於人體四大空間，尤其是外焦空間，來促進及推動人體公轉的運行，進而達到全身氣血能量的周流暢通。

特點二是藥量少，透過一克、四克、七克用量的把握，確保藥物在人體空間能量產生不同的撞擊，能調節因能量的濃度壓力所形成的象之變，以及極精微的能量問題。

這完全不同於傳統方劑每一付一、二十味藥，每味藥的劑量動輒二、三十克，因此郭老師稱作「小小方」。

小小方跟世人印象中的苦藥湯不一樣，顏色很淡，藥味不重，口感好，就像品嘗著一杯淡茶一樣。因為調整根本動力——「公轉」，跟慢功夫有所不同，所以見效很快。這麼小的劑量，怎麼治病？

簡單的說，是以靜制動、以弱勝強。所謂擒賊先擒王，治病也是同樣的道理，先找準病根，有針對性地尋找解決辦法。現代人得病的原因，大多數是體內物質過剩，能量淤積。如何化解呢？調整人體內部第一大能量運行規律——「公轉」，而小小方就能發揮這個作用。

小小方劑量雖小，效果卻很好，有興趣者可以看書自修，也可以在網路上得到一些小小方治病相關的觀念。但我個人認為，我們還是應該要先理解小小方的前因後果，也就是：公轉大道既是生命本能，也是心腎相交水火既濟、大脾胃、內在生理動力系統的交互作用及其效應，進而達到了公轉暢通。同時，空間醫學的理論還掌握了，外焦是重新啟動公轉暢通的發動機，以及清肺是公轉一氣之起落的關鍵部位。所以小小方不是隨意的把劑量降低了，更不是較量誰的劑量越小，誰才有資格稱自己的方是小小方。

小小方的靈感源起和一炷香的啟示

小小方的靈感，源起於郭老師對黃連作用的啟發。眾所周知，黃連能清心火、祛火，但何以用得多了，反而厚腸胃？照道理來講，應祛火祛得多才是，怎麼反而上火？於是郭老師再從《神農本草經》進行研究，發現傳統本草講的是氣和味，用得多時，味氣厚了，自然在人體內部就走動得慢；用得少，氣薄味淡了，走動力相對便快。這啟發了郭老師以「小方治病」的靈感，同時他還做了試驗。

有一天霧氣很大，郭老師在伸手不見五指的情況下，在理療院的院子裡燒了一把香，發現霧大煙多時，煙盤旋上不去；只燒一炷香反而煙呼嚕呼嚕就上到天空了，因而有了新的體悟：兩種氣的調整。

比如坊間流傳的養生茶飲，枸杞配菊花，既補腎又能明目，是什麼道理？就是壓力的問題，菊花在上面開了口，枸杞增加了下部的壓力，使能量往上走，因而明目又補腎，是壓力問題，即兩種氣的調整。

人體罹患疾病時，空間濃度相對增高，因而往上走的阻力變大，此時若飲用大方劑高濃度的湯藥，能量彷彿煙盤旋上不去，反倒是雪上加霜。低濃度的「小方」，猶如一炷香，呼嚕呼嚕上去了，竄升力將帶動整體能量的流通。

所以，公英七克濃度大，只能在肚臍下運動，雖然推動能量向上運動，但是它鑽不上來；一克的竄升力就像一炷香，呼嚕呼嚕的就上去了。

把空間醫學引向小小方的關鍵時刻，是有一天郭老師在門診中審核處方箋時，察覺到內心不間斷進行著的「對話」：

蒲公英說：我是先鋒部隊，具有「通天」的本領。

獨活說：我有「通地」的看家本領，能帶動能量沉降於下焦。

當歸說：我能運行人體空間的能量，具有「補地」的功效。

香附說：我能促進膈下、中焦部位能量越膈而上，因而有「補天」之稱謂。

佩蘭說：我具有「除邪」功能作用力，可清除中焦能量的濕和濁。

桂枝說：我能打開細胞壁，調節平衡，享有「中道」之美譽。

進而引導郭老師找出與傳統醫學的相似性和差異性的相關研究，並總結出一套公轉暢通的開方方程式：小小方。

當人體能量升浮或沉降乏力時，若一味的加大升浮或沉降之力道，藥量過多繁雜，不僅發揮不了調節的功能作用力，甚至還會阻礙人體的「公轉」運動。

此外，增加藥量的同時，人體空間能量的濃度也會相對增加，將造成「公轉」運行時的障礙，甚至引發副作用。

所以，小小方跳脫傳統醫學的四氣五味、升浮沉降與歸經的用藥哲理，掌握了本草多元化的用藥價值，挖掘並擴大了本草的效能，故而方少劑量小，即使天天飲用，也不用擔心藥物殘留體內等副作用。

空間醫學的小小方是否與傳統醫學相衝突？

空間醫學提出的理論，以及治療時採取的方法與手段，雖然不同於傳統醫學，卻有承先啟後的關聯性，是醫學理論的去蕪存菁、化繁為簡，以及時效性的掌握。在順應公轉暢通的同時，尋求解決人體自身矛盾的途徑，並非用排除異己的態度來對待疾病。雖然這與傳統醫學不相違背，卻更加秉持了「中醫是治人之道，而不僅是治病之學」。

甚至於說，小小方不是治病的藥方，而是以達到公轉暢通為總原則，所以也是整體性養生，既治未病，又是實現疾病預防的關鍵所在，更能治療疾病及時下的文明病。小小方適用於內科、外科、泌尿科、消化科等，是綜合科的基礎，也是整體治療探索的典範，人人皆適宜。

空間醫學藥理與傳統中藥主治功效的區別

空間醫學研究藥理藥性，是根據藥物作用在人體中促進公轉能量運動的特性來研究的，能量運動的起點就是瀉，瀉其能量瘀滯，終點就是補，補充能量不足之處，運行這一過程就是疏通。傳統醫學應用藥物的功效主治，是藥物作用在人體的最終功效。這是本質上的區別。空間本草充分體現了藥物的運動性，也可以稱為「運動本草」，藥物的味產生了局部的壓力差，並在壓力差的作用下沿著公轉運行一定的距離，也可稱為「差距本草」。同時，郭老師用簡單的一句話概括空間本草的藥理和功效，即「一言本草」（詳見後文）。

所謂的氣機運動，就是細胞的一鬆一緊，促進了空間的變化，空間能量的壓力和撞擊力也就跟著變化，人體的功能自然恢復。

空間醫學的用藥方法，主要有三個方面：第一步下焦要動，第二步上焦要清，第三步外焦要降。在對藥物的研究上，不僅重視傳統本草的功用，更側重藥物發揮作用後引起的連鎖反應。所以空間醫學藥理與傳統中藥功效主治，有以下的區別：

1 空間醫學藥性：運動藥性

空間醫學是利用藥物的氣和味作用於人體的局部，導致局部能量壓力的改變，進而改變人體內的能量運動，是應用了藥物作用在人體內所導致的能量運動性來治療疾病。

能量的特性是質輕，喜走竄流動，走竄流動性比較強，在人體的變化是非常快，能夠增加體內細胞撞擊運動，恢復臟腑的功能。而物質質重喜靜，流動緩慢，治療效果慢，所以空間醫學是以藥物作用在人體內產生的能量運動特性來研究藥理，總結為空間本草。

2 破除四氣五味的觀點

中醫的四氣五味阻礙了空間醫學能量運動的特性，局限了草藥的功能主治，所以空間醫藥學沒有四氣五味的框框，只講藥物在人體內引發能量運動的特點，用藥不講治什麼病、治什麼證，直接針對能量瘀滯，著重於疏通能量的作用。

空間醫學本草是對傳統中藥性能的改革，改革的內容是有理論根據的，並不違反傳統醫學的概念。

去偽存真，取其精華，挖掘中藥的真諦，在前人的基礎上又邁進了一步，更深一層地認識藥物的人體作用，才精闢地總結了一言本草。

3 對四氣五味的認識

傳統醫學透過四氣五味來研究中藥的功效主治，四氣是指寒熱濕涼，五味是指酸苦甘辛鹹，再加上澀和淡，酸澀性味同，而鹹淡性味同，功效差不多。寒熱溫涼只是能量運動的快慢而已，寒涼則能量運動較緩慢，溫熱則能量運動較迅速。酸苦甘辛鹹是改變能量運動性質的催化劑，下面分別說明五味對能量性質的改變。

酸

酸性主要是收斂和固澀的作用，傳統中醫講酸味有收斂止血、固澀止瀉等作用，用於出血類疾病和內臟下垂等疾病；空間醫學認為，酸味能促進細胞外能量向細胞內吸收，但無法達到撞擊效果，不符合空間醫學的能量運動理論。空間醫學講究細胞吞吐開合運動，即細胞內物質向細胞外輻射能量，細胞外能量向細胞內轉化，講究的是能量運動，例如：山藥能收斂人體的正氣由下焦向上焦收斂，同時配合生麥芽，把肝臟的能量沿膈膜向心臟運動，二者合用能夠促進下焦能量補充心臟，治療心臟動力不足、心衰等疾病。酸性藥物會使細胞的輻射力減弱，所以少用。

血症在傳統醫學講「吐衄血者下之，下焦出血者上之」，下焦出血是血往下走，在治療時就要改變血流的方向，促進血往上行，促進回流，順應任脈能量上升達到止血的作用，而傳統醫學多用止血藥止血，如血余碳、荊芥碳等，這些藥以黑來勝血，可一時止血，但病因不去則還會出血，一旦出血會引起大出血。此外，它會使血液變得黏稠，運行緩慢，會減緩能量運動，所以空間醫學少用。

內臟下垂是能量上升不足，可以用提升任脈能量上升的藥物，促進臟腑恢復本位，同時還能恢復臟腑功能。如胃下垂、子宮下垂、脫肛等，單用收斂固澀的藥物，只是增加臟器下垂局部的收斂作用，沒有從整體的角度去調整和恢復臟腑功能，導致久治不癒，用蒲公英七克可促進任脈能量上升，用香附一克足以提升中下焦能量上升，從而治療內臟下垂的氣陷疾病。

苦

苦味在傳統醫學上有燥濕、洩火、通便、殺蟲等作用。無濕不生蟲，濕是水患、水聚引起，空間醫學的病理主要是水，水濕內停導致疾病。

空間醫學用藥以當歸、佩蘭等調節水的盈虧為主，超脫了中藥苦的限制，透過公轉調整能量運動，破除聚結，疏通水道，自然無水濕形成。苦味多降，會阻礙內焦能量上升，損傷人體正氣，減少能量，所以不用這些功能。

甘

甘味有補中、緩急的作用，中藥有人參、黃耆、黨參等藥物補充人體元氣的作用，會使人體內產生大量熱度，但這只是增加壓力，強行推動能量運動。空間醫學治病講究治病找開口，以疏通能量積聚為主，所以少用甘味。而蒲公英無孔不入、無聚不散，大劑量的蒲公英有增加下焦能量壓力、疏通能量積聚的作用。

甘味有緩急的作用，傳統醫學認為甘味可確保君臣各藥之間的合作關係，排除君臣之間的用藥衝突。

不過，空間醫學提出清降清升，用藥性質的目的主要是調整公轉運動，沒有藥物之間的分歧，無需這樣的功效。

辛

辛味在傳統醫學中具有發散行氣、行血的作用，而空間醫學採用葛根、桂枝，是利用了它能舒展人體細胞的作用，並不是大劑量應用辛味的藥物而達到發汗的作用，只使細胞開合，足以達到細胞能沿著一個方向去輻射能量運動。

在細胞恢復開合作用的同時，自然能調整細胞內外的壓力，細胞內瘀久的能量物質自由地輻射到細胞外，會出現微汗、冷、脹、熱等表現，自然感覺身體輕鬆，所以空間醫學只講促使細胞開合，而不是發汗解表，這是與傳統中醫用藥的區別。

鹹

鹹味能下、能堅，達到通便、軟堅散結的作用，使腫瘤直接散開，與西醫使用的介入、射頻療法正好相反。西醫是以促進細胞萎縮、枯萎、不生長的方法來控制癌症。空間醫學則是講究找到能量的開口，疏通胞內的能量物質，自然解決腫瘤癌症。

鹹味多向下輻射，鹹味藥物多屬滋膩燥熱之品，巴戟、肉蓯蓉等都是大熱之藥，會助長積聚能量的熱度，生熟地、沙參、麥冬都是滋膩之品，用來補充胞內物質的話，會阻礙能量運動，所以不用補益類藥物的功效，只應用補益藥物的行走性，臨床發現小劑量杜仲一、二克就能使腎部能量向丹田輻射，因而廣泛應用。

4總結四氣五味

空間醫學應用藥物運動路徑起始點的氣味，以促進能量運動為主，並沒有傳統醫學那麼複雜。減少能量的方法，是把空間能量轉換到細胞內，增加壓力差來促進能量運動，這就是厚朴一克的妙用。增加能量，加大壓力差，補而不滯，這就是蒲公英七克的絕妙。運動能量就能夠調整寒熱的問題，所以空間醫學不講寒熱，可推動能量運動的本草有羌活、蒲公英；促進能量上升的本草有香附、桔梗；促進能量下行的本草有獨活、栝蔞仁、浙貝母等等，用藥很靈活，藥味少，藥量少，就能夠促進全身能量運動，足可以治療五臟六腑的疾病。

5空間本草的優越性

一言本草拋開了傳統中醫四氣五味的概念，拋開了中藥的補、瀉，以及寒熱、配伍、禁忌，有獨道的見解以及對傳統理論的包容性，既沒有中藥的弊端，也擴展了傳統藥物的應用價值。

傳統藥理研究的藥效是能量運動的果，空間本草是研究藥物在人體內運動的起止點，主要是引起傳統功效的因，做為疏通人體能量積聚的起點，所以不存在傳統中藥四氣五味的弊端。

傳統中醫講補瀉，應用的是藥物能量運動的終點；而空間本草的起點就是瀉，它行走的路程就是通筋活絡，所達到的終點就是藥物的補性，總結為「起則瀉，行則通，止為補」，所以一味藥具有傳統本草的全能性。

傳統中藥的配伍很複雜，有單行藥物，有相須、相使、相畏、相殺、相惡、相反，還有配伍禁忌，十八反十九畏。空間醫學用藥講究清降清升，以促進公轉運動為原則，沒有藥物之間的矛盾，它的藥物的性質是同性的，都是促進公轉為主用藥，都是沿著一個方向用藥，藥物配伍之間是精誠合作，共同努力的關係。傳統中藥還有禁忌，認為大劑量的活血藥會使人流產，所以孕婦不能用活血藥，空間本草則是調理人體精微能量運動，恢復臟腑機能，用藥是疏通能量、均衡能量、促進任脈能量上升，有保胎的作用，所以沒有禁忌。

各種藥物的作用與人體能量有直接的變化關係，因此能從千味本草中找出二十五味藥物，而且在臨床上取得良好的效果。

空間醫學之二十五味本草

藥不在多，而在精，量不在大而在洽中，貴在靈活機變，以極小的動力創造極大化，啟動公轉暢通的循環與效應。空間本草是空間醫學小方用藥的核心論點，也是學習小方治病的前行功課。空間本草之二十五味藥，著重在本草的運動路徑，也就是運行的起點和終點。因為郭老師掌握到本草運行的起點到終點的路徑，所以發現每一味本草皆有正、負面之特性，但並非負面特性即帶來負面影響，而是在調節能量的同時，會帶來超越原本預期的能量運動變化。所謂獨到用方，有時正是善加運用負面效果而形成的意外療效。同時，郭老師以一句話概括空間本草的藥理，總結為一言本草。這幾年來，我在整理郭老師提出的理論，也持續學習和進步，整合了本草運動的路徑、身心能量轉化調整過程與氣功之間的連結。我學會了和本草對話，並抓準本草的專屬節奏，精闢分析了空間本草隱含的中醫藥養身保健之外的另一面，是神農本草沒有教的，將幫助讀者讀通這二十五味本草的特性如何在人體內進行能量的運行。

1 蒲公英

．郭氏一言本草

促進內焦能量上行（能量的細胞外運動）。

．路徑

從下焦（會陰區）上行到上焦，作用於任脈，行於人體空間，有「通天」的本領。

・何謂通天

「通天」本領的意思，是開路先鋒，指不達上焦勢不休的功能作用力，可運行於人體空間，能突破重圍、撞擊能量運動，並疏散空間能量，達到補而散（濃〔七克〕則補，淡〔一克〕則散的作用），撞而行，借力而行於全身，助益能量的運行，為人體空間能量以及人體的升清打開一條通路，在升清的同時，不僅帶動了降濁，也助益精微之氣上達於上焦，並刺激及撞擊肺部能量的運輸。

蒲公英為空間醫學二十五味本草之首，能開啟一條從下達於上焦的通路，給予其他本草充分發揮、展現其上行藥的開拓者，因此有「通天」之本事！

在百草中，黃耆也能增強會陰區域的細胞運動，增加會陰區域空間能量的濃度與壓力。黃耆讓會陰部細胞運動加強之後，能量向上走了，因而達到清升濁降的作用，所以也治療臟腑的下垂，治胃病及肺病，但歸經達到肺部後作用便結束了。空間本草打破了歸經的框框，講的是歸片（一整片），是本草運動之循行路徑分布，如蒲公英能開啟出一條從會陰區達於上焦的通路，用量二克時，達到肺部是為消炎解毒的涼藥，用量一克時，可發揮拉動任脈能量向外焦輻射的作用，形成一個靈活運動的循環作用。

我以氣功修練所感應的蒲公英之氣，是從下焦（會陰區）上行到上焦，在齦交穴交合於督脈之後，甚至可以通達百會穴。

百會穴是全身氣流交匯之處，由於蒲公英為人體空間能量開拓出一條從下達於上焦的通路，就會有一股氣在百會穴形成一個螺旋氣流的轉動，因而有通天本領。所以，在功能效用上，蒲公英可以通達百會穴，因而能取代黃耆。

·臨床應用

1收。2托。3推。4拉。

·效能

1濃（七克）則補，具有收、托、推作用

(1)因味重能增加下焦的空間濃度、壓力，促進下焦細胞撞擊運動，發揮補充此處空間能量和促進能量向上運動的作用。故可治療便秘、便稀、腸炎、宮頸炎、前列腺炎等各種疾病。

(2)能量向上運動就能促進血液回流，對尿血、便血、崩漏（是指婦女不規則的陰道出血而言）等下焦出血，有止血的功效，這是蒲公英收斂止血的作用。

(3)推動人體元氣向上運行，促進任脈能量上行，托住人體內臟下垂的情況，就起到推動臟腑功能恢復的作用。

(4)蒲公英七克的功效類似於人參能增加丹田能量，有補元氣的作用。蒲公英與人參的差異是，人參等補氣藥能夠增加熱量，卻會導致能量瘀滯不動，而蒲公英無孔不入，喜動不喜靜，對運行公轉有利，因而選用蒲公英替代補氣藥。

2 淡（一克）則散的作用

蒲公英一克能打開肺部與外焦的通道，能使任脈能量上升達到外焦，治療感冒咽痛，具有拉動任脈能量向外焦輻射的作用。

・特性

有「通天本領」，「天」是上焦，「通天」便是打通心、肺與頭部能量運行暢通之意。

・劑量

一至七克。

蒲公英之藥性能上浮於人體上焦，但在加大了用量，濃度增加的情況下，其藥性必然先沉於下焦，進而化解開下焦之痞以及塞滿實的部位。痞者，塞也，言腑臟痞塞不宣通也。中醫的痞多指痞滿，以身體部位的不同，也可分為胸痞（胸痞，是指胸中滿塞不痛或指胸中悶痛）與胃痞兩種，其中胃痞比較多見，表現為胃脘脹滿、胃脘疼痛、噯氣、反酸等，具體的症狀則是腹脹、噁心、渾身無力、脾胃虛寒、易激動、消化不良等。

蒲公英的藥性將逐漸由濃轉淡，當濃度變淡時，將發揮其原有的特性，往上升浮。在升浮壓力的帶動下，則必然引發能量由下往上的撞擊力，從下焦、經中焦，上達上焦，為人體開闢出一條清升通路的路徑。

使用四克及以下劑量時，可以去除人體空間之濕熱現象。

使用二克劑量時，可刺激、推動上焦能量的運動，精微之氣是水穀精微，將滋潤天空（指體內的上焦），然後再由肺將水穀精微輸布於全身。精微之氣不僅滋潤了上焦，在上達的過程中，將引領能量往上疏散開，並且不斷刺激及撞擊兩肺的能量運動，因而帶動上空能量的流通，不至於形成雲霧濛濛的現象（濕與熱的交互作用之下，所形成及變化出人體空間「場象」的變化，「場象」則阻礙了能量的升清與降濁），或因天空（指體內的上焦）過於晴朗無雲時，引發燥熱現象，此即是傳統醫學的清熱祛火的作用。

・總結

用量一克時，起到拉動任脈能量向外焦輻射的作用。

若用量二克時，是為消炎解毒的涼藥。

當用量達七克時會先化解下焦之實滿，並將其能量上領，再上浮於上焦，因帶動了氣血能量的上行，則為補藥。

・應用的舌象

舌尖瘀滯的舌苔。舌根大面空虛的舌苔。

2 獨活

・郭氏一言本草

引外焦能量下行（能量的細胞外運動）。

・何謂下行

下行，是化滯的作用。當能量濃度增加到一定程度且滯留於人體空間時，輕則引發精微物質能量的積聚，將影響到能量的運行與流動力。長期的積聚不能獲得疏通時，就會形成滿、實、痞、栓，或將引發人體的良性腫瘤與癌症。

傳統中醫有所謂「血得寒則凝」的說法，也就是說，血液受寒時容易凝滯、凝結成血栓，進而造成血管阻塞，尤其是在人體末梢血管，一旦血栓回流至腦部就容易引發中風，如果血栓回流至心臟，就容易造成心肌梗塞。

醫者若是以排毒觀念來開立處方，並未注意到患者形成滿（胸腹鬱脹，因氣虛、食滯、濕熱困阻等原因，導致脾胃運作失常而引起）、實（指致病的邪氣盛則實）、痞、栓的原因，只能治標卻不治本，就無法防治良性腫瘤與癌症的發生。所以在《備急千金要方．論診候第四》曰：「古人善為醫者，上醫醫未病之病，中醫醫欲病之病，下醫醫已病之病。」

下行的意思就是善於化解外焦（指太陽區）空間的能量物質，外焦空間暢通，周天運動才能暢通。獨活是引外焦能量下行之首。

常見如舌苔中下焦區低凹者，是低能量，因外焦空間動力不足之故。但空間醫學的舌診，是治高不治低，在舌苔高突隆起的前方找出口，高能量自然就會流向低能量，低能量就會跟隨高能量流動。所以空間本草大部分都是讓上焦能量上行、越兩肩胛，當能量通達外焦區域下行時，就能撞擊腎部區域空間，起到補腎的作用，從而增強人體的動力。

所以，只要是上行、越兩肩胛的藥，都是補腎藥，都能增強人體的動力。但川斷這味藥，是直接增加外焦空間動力，不符合運動本草可形成一個靈活運動的循環作用，因此未入列空間本草之二十五味藥，小方用藥也不常用。

．路徑

起點在頭部，終點在足部。在外焦空間引領能量由頭部沉降於下焦、下行至足部，能疏通外焦空間能量的淤滯，也能補充外焦能量的不足，具有「通地本領」。

·臨床應用

減少頭部能量的壓力。補心。補腎。撞擊膝、足。

·效能

起點在頭部，終點在足部，凡走過路徑所屬的病症，皆能夠有效減緩。引上焦能量下行，可減輕頭部壓力，治療高血壓、頭暈、頭痛等病症。能量下達腰部，撞擊腰部的細胞運動，故能補腎，治療腰痛。能量下達至足部，就能補充足跟的能量，治療足跟疼痛。

·特性

通過外焦向下運動的能量，除了刺激、撞擊會陰區能量的運動變化之外，還能增加能量的向上推動力。

·劑量

二至五克。

用二克，使能量下行至胸背部。用三克，能量下行至夾脊。

用四克，能量下行至腰部。

用五克，能量下行至腿部。用七克，能量下行至足跟。當用量達到七克時，能量的下行速度加快，更猛烈地衝擊會陰周圍的細胞，因而產生新的能量，但也會引起任脈能量上升不足，導致下焦能量過剩，出現腿沉、腿腫，還會引起上焦能量缺乏，出現心慌、頭暈、乏力等症狀。

所以，劑量以三至五克最為恰當。

·配伍

獨活「通地」之本領，與蒲公英「通天」本領相配伍時，好比是一化（化氣）、一行（化滯）的相互作用關係。

通地與通天是相對性的辨證關係，有天便有地，有地則有天，唯有天與地相連結，能量才得以生生化化、化化生生，周流不息。

因此，獨活能將升浮於天的能量導引沉降於「地」，蒲公英則將於地之能量清升於「天」。「通地」在沉降的過程中，不僅掃除了淤滯於空間之精微能量，淨化了空間；沉降向下時，在會陰穴交合於任脈之後，也會有一股氣在會陰穴形成一個螺旋氣流的轉動。

同時，因沉降向下推動的刺激力，有助於撞擊下焦空間能量的運動變化，此撞擊力衝擊會陰周圍的細胞，產生新的能量，在蒲公英升浮的帶領下，將能量升清並散精於膻中，及通達於中、上焦；又在獨活的導引下，過兩肩胛越而下之，並沉降於下焦。換言之，蒲公英與獨活有助於人體能量的周流運行。

蒲公英和獨活的一化（化氣）、一行（化滯）的作用，就好比是百會穴和會陰穴的相互作用關係。

會陰穴與人體頭頂的百會穴為一直線，是人體精氣神的通道。百會為陽接天氣，會陰為陰收地氣，兩者互相依存，相似相應，統攝著真氣在任督二脈上的正常運行，維持體內陰陽氣血的平衡，它是人體生命活動的重要部位，能疏通體內脈結，促進陰陽氣的交接與循環，對調節十二經絡有獨特的作用，也能促進公轉的暢通。

・應用的舌象

舌尖厚大，薄厚苔均可。

3 當歸

・郭氏一言本草

促進胞內物質運動，增加細胞內的水分（能量的細胞內運動）。

・路徑

作用於人體的下焦，因增強了下焦地道的實力與動力，可促進氣血的運行，增加血管內的水分與壓力，所以又稱為「補地」。

・何謂下焦地道

腸道、泌尿道、生殖道。

・臨床應用

突破細胞的瘀滯。補充細胞內物質，增加細胞內的壓力、促進細胞內物質的運動，疏通大小動脈至微循環。

氣血虧虛會影響消化，而脾胃消化不暢，往往會導致大腸傳導無力，津液會變得枯竭，大腸會失去潤滑，從而形成便秘。

・效能

1 能增加臟腑細胞的物質，又能夠疏通細胞的瘀滯，行中有補，還能補充水分，增水行舟，刺激腸道蠕動，推動排泄物下行順利通便，治療大便乾燥。

2當歸氣味濃郁，是以作用於人體的下焦，補充人體下焦空間的能量，尤其是因虛寒所引起的婦科疾病；大便燥結、下痢腹痛（腹部疼痛且有腹瀉的症狀）、血行不暢等症狀。

3在當歸補充了空間能量後，因下焦空間能量濃度的增加，助益了元氣向上的推動力，不僅推動元氣向上蒸騰的能量，同時也啟動下焦能量的運動變化，因而解決了下焦虛寒所引發的疾病。

・特性

因氣味濃郁，升浮力道不足，推動力只能作用於人體的下焦空間，帶動不了中、上焦及外焦氣血能量的循環。

此外，還會影響人體空間能量的運行，情況輕者，引發虛火上炎，情況重則造成人體空間能量的凝結。

・劑量

二至七克。

使用二克可改善背部微循環（疏通末梢的血脈）。

使用七克可增加血管內的水分及壓力（變化在腹腔）。

．配伍

1用量的降低，有助於減輕當歸的氣味，進而能提升在下焦的升浮力道，如此一來，當歸的作用力將任意悠遊於人體的空間。

2微量的應用，有助於升浮的力道，可升浮於人體的中焦，助益氣血能量的暢通。若是配合了蒲公英和獨活一行、一化，「當歸」的氣味就能越而下之，通過兩肩胛，作用於人體的外焦空間，最後補充於兩腎部位，增強元氣動力。如此一來，不單是婦科聖藥，也是男士的補陽聖藥。

空間醫學不強調補藥，是以激發、推動力，增加其相互撞擊力所產生的動力來取代補藥。唯有透過能量的升浮，從上焦越而下之，於外焦沉降、撞擊兩腎，才能真正增強元氣的動力。某些補血養陽藥之所以會出現負面效果，是因為沒有通過激發、推動力，增加其相互撞擊力，而是直接作用於兩腎。

如果直接增加兩腎部位的空間能量濃度，過程中，有時形成「滯象」，將影響整體能量的運行力道，便會出現負面現象。尤其體質虛寒者，往往伴有虛火上炎或是上焦天空不清，在食用當歸後，下焦能量的推動力會增加，但若是上焦壓力過高，下焦能量則無法順利升發到上焦，在突破不了的情況下，對於上焦而言，便是雪上加霜；又因壓力的增加，導致氣血循環的紊亂。

3當歸配伍蒲公英，增強當歸的升浮力道；配伍獨活，則是助益當歸的化行力。

4在當歸中配伍打通兩肩胛的本草，助益能量越而下之即可。或者是先掏空上焦的能量，先將上焦至虛後，再以當歸將下焦至實，然後再配伍蒲公英、獨活，或是香附，屆時，當歸將能暢行無阻，活化血脈能量的運動力道。

·應用的舌象

舌尖部瘀滯，舌尖薄、尖舌有苔。舌兩邊萎軟的舌苔。

4 香附

·郭氏一言本草

促使中焦部位能量越膈而上至膻中（能量的細胞外運動）。

·路徑

從中焦走到膻中並到達上焦。

香附有提氣、助益散精於膻中之功效，不僅可理氣，更能提氣，將中焦的能量越膈上至膻中，並拉動下焦的能量向上運動至膻中，因而香附有「補天」之稱謂。香附運行的起點到終點的路徑，尤其最後中焦的能量拉動下焦能量向上運動至膻中，讓我想起女媧補天的故事。

·臨床應用

可助脾生肺。安神定志。

疏通中焦，拉動下焦的能量向上運動。

具有承上啟下、疏通三焦的作用。

·效能

1具有升清的作用，把中焦的精微物質輸送給上焦，補充肺臟的能量。

2引中焦能量向上焦運動，能填補膻中部位能量不足，治療因膻中部位能量不足所引起的幻聽、幻象等精神類疾病，具有安神定志的作用。

3脾散精於膻中，精微物質上達並補充於臉與頭部。

4中焦能量向上焦運動，亦有助益下焦能量疏通，所以也治子宮、腎病、前列腺、膝關節等下焦疾病。

5引清氣上升的同時，也促進任脈能量上升，故能治療子宮下垂、脫肛、胃下垂等疾病。

・特性

怕濕濁。

・劑量

二至四克。

使用兩克可提拉膈膜上部的能量，使用四克可提拉肚臍上部的能量。從二至四克，皆發揮不同的功能作用力。用量多，撞擊力道強，具有「開天」的作用力；用量少，將中焦能量提而上越上焦，具有「補天」之作用力。中、上焦能量的迴旋運動，便是應用了壓力的變化，而隨著不同體質的差異，用量也需略為調整。

・配伍

與蒲公英、獨活、當歸配伍，更能展現香附獨特的功能作用力。

・應用的舌象

舌尖臚中部位低凹的舌苔。舌中焦隆起、舌尖不高的舌苔。

5 佩蘭

·郭氏一言本草

分解空間水濕（能量的細胞外運動）。

·路徑

清除中焦能量的濕和濁，運化空間的水濕，因此具有「除邪」之功能作用力，也是佩蘭在空間本草中扮演的角色。

傳統醫學認為，脾被濕困，或是脾濕下注，是造成疾病的關鍵因素。中焦空間濕的濃度大，是影響暢通的因素。所謂的濕，是空間的潮濕，如大自然中霧的存在一樣，是空間的水分增加所致。水分的增加直接影響腸部的吸收，也影響下焦與上焦的暢通，因為脾主中焦，是上下左右的樞紐。所以，濕重則瀉，下虛則注，佩蘭是清除中焦空間的霧氣（濕），這就是傳統醫學之天人合一的比喻奧妙。

·臨床應用

化濕。止瀉。脾被濕困，或是脾濕下注，脾無法發揮運行的功能作用，以致水濕不能吸收，大量在腸內導致大便稀，不成形，甚至水樣便等，這是造成疾病的因素。濕熱下注，就是指濕熱病邪流注於下焦，簡單來說，就是指身體產生的濕熱之邪侵犯到下焦的內臟器官，如腎、大腸、小腸、膀胱、子宮、陰部、下肢等處，從而產生多種證候。

·效能

能化解空間水濕之聚，分解空間水濕，減少能量運動的阻力。

·特性

濕和濁的剋星，尤其對治清除中焦能量的濕和濁。

能吸收中焦空間的水分，還有茯苓（又名雲苓），有助於水分從小便排出。

佩蘭之所以入列空間本草，是為了配伍香附，因香附怕濕濁。佩蘭除了能分解空間水濕，還能提升香附之芳香走竄力。

·劑量

二至七克。

使用兩克，祛濕之微，故用於上焦。使用四克，祛濕之輕，故用之便稀，或晨便。

使用七克乃祛濕之甚，故可瀉用。

人無濕則水不流，然濕重則空間壓力增加，諸疾並生焉。

·配伍

香附可提中焦能量越膈上至膻中，但當中焦出現濕濁現象時，香附將提不起中焦能量，就算能提得起，只怕是濕濁之能量，將影響並污損了信息庫的純淨。而佩蘭正好能解決中焦濕濁之棘手問題。

時下飲食引發的諸多問題，造成了脾胃食腐不化的濕濁現象。

佩蘭與桂枝皆是默不作聲的本草，主要作用力是助益空間本草之生化功能力的發揮，因此，用量不宜多，先開闢出一條路徑，給予本草發揮生化功能力的運動空間，並還以人體原本的功能活動力。

如此一來，濕、濁等邪氣，自然進行轉化。換言之，佩蘭是增強人體的功能活動來轉化濕濁的現象。

·應用的舌象

舌苔色白、胖大水濕之舌。

6 桂枝

．郭氏一言本草

打開細胞膜，使細胞內外的物質與能量自由轉化，調節壓力平衡。

．路徑

打開細胞膜，讓細胞內的營氣和細胞外的衛氣自由進出及轉化，所以有「中道」之稱謂。

桂枝很隨和，對於極端、邪執的本草總是善巧方便地配合它。例如：

白芍，可增強細胞吸收功能，加快能量轉化為細胞內物質的速度。配伍桂枝後，細胞外的能量可進入細胞內。

麻黃，可加速細胞內物質轉為能量，同時使空間能量直達體外，有開腠理的功效。配伍桂枝後，桂枝能幫助加速這個過程。

配伍連翹，就能清除人體上焦空間的熱度，使其達於毛孔。

配伍生石膏，可清細胞內散發的熱量。

《傷寒論》中運用桂枝的藥方有五十種，因為桂枝能疏解細胞，緩和細胞的緊張度，有調節營衛的作用，因此桂枝加肉桂和葛根湯治背部沉緊，背部疼痛，走的是微循環。所以桂枝的用處很大，能夠解決多種疾病。任何疾病，都關乎細胞內營氣和細胞外衛氣的自由進出與轉化，人體的所有細胞都是一開一合，使能量一進一出，所有的疾病都與桂枝有關係，所有的本草都能和桂枝配伍。

．臨床應用

開合人體大小細胞，能打開人體的末梢循環，調節細胞內外的壓力均衡。

．效能

具有調節細胞內、外空間的能量，達到調和營、衛之氣的作用力。營衛的生成，來源於飲食物經過中焦脾胃的吸收轉化而成的「精氣」（指具有營養價值者），透過心肺的氣化作用則化為營氣與衛氣。

．特性

桂枝只能打開細胞膜，使細胞內的物質與細胞外的能量自由轉化，調節空間壓力的平衡，既不能運行能量，也不能化解物質，只能協助其他本草，先降緩某部位空間能量的壓力，助益能量的運行。因此，桂枝多做為配伍或是藥引，以增強其他百草的作用力。

·劑量

二至七克。

用二克可打開表層細胞（腠理）。用四克打開中層細胞（骨脈筋）。用七克可打開身體深層細胞。

·配伍

在桂枝先行調節後，蒲公英和獨活以一行、一化，將能發揮事半功倍之效用。桂枝，可配合當歸活血通便，配合佩蘭芳香化濁，兩克能疏通末梢（微循環），七克能疏通腹腔。

·應用的舌象

舌尖瘀滯、薄、尖、緊的舌苔。舌薄瘀硬者。

7 桔梗

·郭氏一言本草

引動上焦兩側空間能量向上越肩井到外焦（能量的細胞外運動）。

·路徑

起點在兩肋，終點在兩肩胛。

·何謂「提壺揭蓋」

肺主一身之氣，為水上之源，氣行則水行，在肺氣閉阻，肅降失職，影響其他臟器的氣化失司的情況下，會出現喘促胸滿、小便不利、浮腫等症。

提壺揭蓋法即透過宣肺降氣，以達到通利小便。具有通調水道，下輸膀胱的作用，並影響其他臟器的氣化失司的情況。譬如滴水之器，上竅閉則下竅亦塞（肺氣閉塞）。適用於邪熱壅肺，肺失宣肅引起的癃閉、小便不通，其病位雖然在下焦，但與上焦肺密切相關。如因中焦脾虛而不能轉輸，或下焦腎虛不能開合，氣化失常導致尿閉者，在治腎治脾時，都可以加桔梗開肺藥。

·臨床應用

提壺揭蓋。內焦向外焦轉輸。

·效能

引兩肋能量沿人體兩側向上運動。

1向上運動撞擊兩肺，起到宣肺的作用。

2能越肩井到兩肩胛，使內焦向外焦轉換，打開任督二脈的大門，又能促進內焦能量上升，就是古人講的「提壺揭蓋」。

3疏通兩脇能量，使其向上運動，便能減輕肝臟周圍的壓力，可促進肝臟細胞內的物質向細胞外輻射。

如此一來，能舒肝解瘀，治療肝炎、肝硬化、肝癌、膽囊炎等肝膽疾病。

所以，在治療肝臟疾病用藥時，要注意到：

柴胡，使肝膽區域細胞的空間能量向上運動，降低該區域空間的能量壓力，為區域細胞內的物質轉化為能量提供條件。

生麥芽，引肝區細胞輻射的能量由膈下從右向左撞擊心臟區域細胞，增加心臟細胞的開合運動。

茵陳，可促使肝臟左側的能量產生運動，降低肝胃之間的空間壓力，增大肝細胞向外的能量輻射。

薄荷，提高細胞內的物質向細胞外的轉化速度，解決肝膽局部細胞內物質積聚的問題。

菊花這味藥，打開人體膈膜以上及頭部循環，促進物質向能量轉化，有疏散風熱、平抑肝陽、清肝明目，以及清熱解毒的功效。

烏賊骨，橫向運動於人體中焦，疏散肝胃之間的能量淤滯，促進胃壁微循環和靜脈回流。如果舌苔上焦兩側能量瘀滯過剩，將會導致舌尖高凸，形成舌尖兩側上翹舌象。這是因為兩肋的能量無法向外焦轉輸，導致能量回堵到兩脇，或者肝木不能生心火了，引發肝臟的不適，並非真正的肝藏疾病。

桔梗這味藥，可引兩肋能量沿人體兩側向上運動，肝臟不適的問題就能很快地獲得舒緩，效能會比柴胡、生麥芽、茵陳、薄荷、烏賊骨、菊花等這幾味藥好。這也就是空間醫學獨特之處，猛攻不如巧妙治病。

也就是說，時下許多的肝病，與上焦兩側能量無法向外焦轉輸，導致能量瘀滯過剩回堵到兩脇所致。

．特性

開人體兩側能量瘀滯，是大面積的能量運動，不能充分體現小方藥物力量集中能量運動的速度，這是它的缺點。

．應用的舌象

舌尖兩邊高翹之舌苔。

8 栝蔞仁

．郭氏一言本草

疏通上焦能量，促進外焦能量下行，補充腸內津液。

．路徑

起點是肺臟，終點是腎臟、腸部。引肺部能量沿後背太陽區向兩腎撞擊，向腸部補充津液的作用。有水的時候，船才能走；沒有水，船就停下來了。小方增水行舟法正是利用栝蔞仁向兩腎撞擊後，持續地向腸部補充津液的作用，以滋陰潤燥通便，達到增水行舟的應用。

．臨床應用

肺金生腎水。增水行舟。通因通用。

．何謂「通因通用」

此為中醫治則之一，屬於反治法，即用通利的方法治療通證。無論是火熱或寒涼，都會在人體內留存而不斷引發新的問題。最好的辦法就是「下」，只不過由熱導致的問題要用寒藥，而由寒導致的則要用活躍氣血的熱性藥。「通因通用」則表明中醫辨證論治不應只著眼於表象，而要深入一層思考疾病的具體成因。對抗疾病要充分重視「因」的作用。

例如，在臨床的過程中會遇到很多疾病，如癌症、腫瘤，如果動用血藥，會引起腫瘤自潰破裂出血。如果是肝癌、靜脈曲張嚴重的情況等，也容易出現虛血症。另外，食道下端、胃底、直腸部靜脈曲張、門靜脈高壓，也非常容易出現血症，如吐血、便血、內臟出血等，動用血藥會加速血液在脈管內運行的速度，導致脈管破裂，甚至出血。還有一些出血性疾病，如牙齦出血、鼻衄、咳血、便血、月經過多、宮血等，均不能用活血藥。

高熱的患者體溫每增加一度，脈搏就會每分鐘增加十次，體溫過高引起心律過快，血流加速，也不能用活血藥。以上幾種情況，可以應用栝蔞仁替代活血藥，栝蔞仁運行的是能量，疏通的是腸內物質，不走血分。

·效能

引肺部能量沿後背太陽區向兩腎撞擊，向腸部補充津液的作用。

1疏通肺部能量到外焦，通過外焦向下撞擊腎臟，起到金生水的作用，即能瀉肺又能補腎。

2臨床治療咳嗽、胸悶等肺部一切疾病。

3治療腎臟能量不足引起的腰痠腿軟等病。

・特性

1減輕肺部能量壓力的同時，也減輕了心臟周圍的壓力，治療心前區憋悶。對於心臟能量不足者、年老體弱者，會引起心慌、乏力、氣短等症，要慎用。

2通因通用：

(1)結腸炎

切勿盲目止瀉。見瀉止瀉是錯誤的，會導致閉門留寇（即濕熱），閉門是止瀉，門關起來，外表看來止瀉，但根本沒有治療疾病，變成慢性遷延性腸炎。此時，可用栝蔞仁通因通用的功效，清除腸部積熱（指不用瀉藥卻能清除腸部積熱，把腸裡的積熱排解出來）。常用於舌苔於舌尖高凸、舌根低窪之舌。撞擊腎臟的同時，也撞擊腸部，增加腸部津液，增水行舟，治療大便頭乾，充分驗證了肺與大腸的能量互通性。

(2)栝蔞仁替代活血藥。

・劑量

一至五克。

使用一克，能疏通肺部能量並使能量通過背部撞擊腎臟，以補腎水。

使用二克、三克甚至是五克，則能起到瀉肺部能量的作用，加大肺部能量向腎臟的運動力度，同時也增加了腸部津液的補給，可治療大便乾。適用於舌尖高厚，舌根不空的舌象。如果舌尖空虛，用栝蔞仁則會心慌、乏力。對心臟病患者通常不用大量的栝蔞仁，因為栝蔞仁會撤肺部能量，降低了肺部能量對心臟的推動力，若下焦能量補不及，則會導致心慌，另外，久病者、年老體弱者應慎用。

·應用的舌象

舌尖厚大的舌苔。舌苔於舌尖高凸、舌根低窪之舌。

9 九節菖蒲

·郭氏一言本草

降低右心房、右心室外側空間能量的濃度和壓力，促進頭部能量回流（能量的細胞外運動）。

·路徑

促進頭部能量向下回流。起點為膻中，終點為夾脊（膻中正後方）。

活動量不夠、血液流通不暢、腦部供血不足時，為什麼還要促進頭部能量向下回流？例如當一個人的雙腿蹺起高過心臟之後，腳和腿部的血液會回流到肺部及心臟，不僅可以減輕腳部和腿部靜脈的壓力，還可以使頭部的供血量大大增加，使你神清氣爽。又或者我們都會以指梳頭，可以改善頭皮的血液循環，有助於提高記憶力，延緩大腦衰老。

所以提高血液向下流動的循環效率，能將右心房、右心室的能量輻射到外焦，減輕右心的壓力，促進血液向心臟回流的活動量夠了，血液流通順暢，才會提高血液向腦部供血的循環效率。

・臨床應用

減輕右心空間濃度壓力。提高血液向腦部供血的循環效率。補腎健腦。透過補腎令腦髓充實、腦竅清醒之餘，還可健脾養胃、化生氣血。

・效能

將右心房、右心室的能量輻射到外焦。

1疏散膻中部位能量，所以減輕了右心的壓力。

2促進頭部能量向下回流，改善頭部微循環，治療腦血栓、高血壓。

3改善心情煩躁、胸悶等心腦血管疾病。

白蒺藜也有疏散頭部區域細胞群微循環的效能，是以活血化瘀的方式，促使微循環物質轉化為能量，但效能不及於九節菖蒲。九節菖蒲可引能量從胸部運行到腰部，對腰部細胞形成撞擊，不但能使頭部、膻中部位的能量更新，又能化解胸中的鬱結，散心瘀，所以是定心的藥。

4頭部能量減少，將會加大腎臟能量的上升，促進補腎健腦，治療腦萎縮、失智等疾病。

·特性

如果腰部能量不足，將會出現腰痛、腰痠的現象，可加大九節菖蒲的用量，促進輻射到外焦的能量來補充腎臟，達到心腎相交的作用。

·劑量

二至七克。

臨床上發現，膻中部位能量積聚過多，往往會心情煩躁、胸悶，可以九節菖蒲治之。使用九節菖蒲二、三克，能打通膻中到後背的通道，從而疏通膻中部位積聚的能量，降低胸腔的壓力。在解決上述問題的同時，頭部能量也向後背運動，隨後，腎部能量將向上補充頭部。但是，用二、三克的情況往往會出現腰部痠痛等現象，可以用杜仲、毛狗或枸杞一克補充。或可加大九節菖蒲的用量，使用九節菖蒲七克能使心臟周圍的能量向後背輻射，並向下運動到腎臟，心腎相交，起到補充腎臟的作用。腎臟能量充足，自然上濟於腦，如此腎與腦兩者都可以兼顧。

．配伍

九節菖蒲配杜仲的效用，是一個髓腦循環的大運動，也是一個腦部和腎臟的周天運動，會把腦部所有的能量運動到背部，背部所有的能量又運動到腦部。所以，這個組合可調整血壓、調整腦部、治療腰疼、腰痠，又治眼病、耳病、頭部病及腦瘤、腎癌。能量一運動開，是大補藥也是大瀉藥，具雙調效應。九節菖蒲將上焦一個點突破，杜仲突破下焦一個點，上下各突破一個點，能量運動了，大腦自然更新。

．應用的舌象

舌苔上焦中部高凸者。

10 浙貝母

．郭氏一言本草

增加空間水分，輸散上焦空間能量，降低上焦空間的壓力。

·路徑

肺金生腎水（促進上焦的能量沿後背外焦太陽區撞擊腎臟）。

·臨床應用

打通上焦到外焦的通道，增加上焦的濕度。

·效能

1促進上焦大面積的能量向外焦運動，同時增加上焦的水分，減少上焦的熱度，故可治療咳嗽、牙痛、食道炎等上焦一切疾病。

2疏散胸部的能量，所以能治乳房病、乳腺癌、胸悶。因胸部能量被清除掏空，下部的能量往上走，就減輕胰臟周圍的壓力，使胰臟恢復正常，所以浙貝母也治糖尿病。空間醫學發現，糖尿病患者的胸椎骨會有壓痛點，這是因為胸椎骨周圍的能量高，過不去，遂引起了胰臟的能量不能疏散，進而引發糖尿病。另一味藥知母，因為可清除背部大椎到胸椎這一段空間的熱，所以也治口渴、高熱、盜汗和糖尿病。但知母未列於二十五本草，是因為空間醫學強調公轉這一軸線上的運動，而知母僅作用在大椎到胸椎這一大面的能量疏散，所以未列入其中。

3能量輻射到外焦，沿後背外焦太陽區向下撞擊兩腎，補充兩腎的能量，治療腎虛腰痛，促進了五行金生水的作用，保證了腎臟能量的來源。

歷來本草並沒有說浙貝母補腎、治糖尿病，但其實浙貝母能打開上焦到外焦的通道，所以開闊了藥用價值。

像黃芩只是清除上焦的熱量，再加上元參來促使人體肺部空間能量緩慢下行，可補充肺部津液，除無明之火。麥冬，清潤上焦空間能量，並使能量向細胞內轉化，增加細胞活力。黃芩、元參、麥冬並沒有真正發揮本草應有的靈活運動循環作用，所以未列入空間本草中。

同時，在效能應用上還要注意本草的運行路線。九節菖蒲的起點是膻中，運行路線呈現一條直線，直線所產生的力量猛，能越兩肩胛直達命門，中間無任何障礙能抵擋它。浙貝母所產生的能量是橫向型的，因此沒有九節菖蒲的衝擊力，力量就小。在用藥過程中，如果信息庫有問題，一定要用九節菖蒲。

舌的兩邊高，就可以用浙貝母。浙貝母與九節菖蒲可以同時用，但一種藥物可以解決時，就沒有必要用兩種。

·特性

性寒，會導致便稀。

・效能

顧名思義，海浮石是浮於海面上的石頭，表面粗糙，有多數大小不等的細孔洞，質輕入肺，利用它的吸附能力，可清除肺部沉積之痰（黏著、有塊、黑痰為沉積之痰），是治療上焦疾病之藥物。

・特性

痰為津之聚，煉液為痰，皆水的化身。

海浮石能吸收水分，就能使細胞縮小。

若患者無水則不能用，如舌尖乾燥、乾枯，即使有痰也應增加患者的水分，以稀釋痰液，促進痰液的消化吸收。

・劑量

二克。

・應用的舌象

舌尖高厚之舌苔。

12 赤芍

．郭氏一言本草

暢通細胞內物質運動（能量的細胞內運動）。

．路徑

清除血液河道的淤滯。

心臟是體內的幫浦，總是規則地跳動著，推動血液前進到身體各處器官。

赤芍會使左心房、左心室加大壓力，排出的血量增加。

但在治療心臟疾病上，郭老師主張減輕右心房、右心室的壓力，而人體的四肢、血管的末梢部壓力則增高了，如此一來，外壓的增高可促使回流血的增加，進而推動排出血的增加，心臟機能就健康。冠心病、心肌炎、心房顫動、心肌勞損、肺心病、左心房擴大、心包積液等心臟疾病，都跟右心房、右心室的回流不順暢有關。

此外，我把赤芍比喻為「破血行氣」的另一個原因，是赤芍這一味藥的效能，在氣功感應上，有如奇經八脈之一的衝脈（又名沖脈），「衝」者，即道路也，有四通八達之意，能從頭下至於足，貫串全身，為總領諸經氣血的要衝。

・臨床應用

內外焦開口（打通上焦與外焦的通道）。疏通微循環。

・效能

增加細胞內壓力，暢通細胞的物質運動，清除動脈管內的瘀滯，疏通大小動脈管的血液運動，疏通人體的微循環，打通內外焦的通道。紅花經常用於活血化瘀，而川芎可推動細胞內物質運動，但都未能如赤芍破血行氣和打通內外焦的通道，所以紅花和川芎皆未列入空間本草中。

・特性

清除血液河道的主要藥物。

・劑量

一克。

・應用的舌象

舌尖瘀硬的舌苔。

13焦三仙（即焦麥芽、焦山楂、焦神曲合用）

·郭氏一言本草

啟動中焦細胞運動，從而推動物質運動，促進消化吸收。

·路徑

從下焦向上運動到肺。

·臨床應用

化中焦食積。實大便。增加腹壓與中焦的壓力。

人體能量的來源皆通過脾胃消化吸收而得，傳統醫學認為脾胃是氣血生化之源，化生血液和衛氣的基礎，唯有一日三餐才能保持正氣充足，一日不食則氣少。

人食入於胃，經脾胃消化吸收後，增加中焦的壓力，便促進精微物質上輸於肺，經由肺的氣化再布散到全身，這是脾散精於肺的道理，是人體精華物質的來源。

所以，中焦的壓力一定要比上焦更高，也就是舌尖部不能比舌中部高，才能保證中焦能量得以向上運動。

・效能

若中焦物質瘀滯不化，導致三焦能量瘀滯，可用焦三仙化解。

1促進中焦肌肉運動和細胞開合撞擊運動，加大細胞內物質的研磨程度。

2物質研磨得越精細，細胞內的雜質越少，能促進細胞對水分的吸收，增加小腸的泌別清濁作用，治療便稀。古人治小兒腹瀉就是利小便、實大便，使小腸中的水分走小便而出。

3焦三仙經消化吸收，可增加中焦壓力和濃度，促進中焦能量上升。中焦瘀滯必然導致舌體中焦隆起，形成舌中焦高凸的舌苔。

由此可知，空間醫學在治療中焦物質瘀滯不化時，是增加中焦細胞的開合撞擊運動、加大細胞內物質的研磨，除非特殊情況下，才會應用大黃來蕩滌腸胃，促進物質能量運動。

・特性

主消化吸收。

應用焦三仙使中焦能量沿任脈向上運動的過程中，必然會導致上焦能量物質過剩，因此要注意對上焦能量物質的疏導，如果病位在中焦，如胰腺疾病、糖尿病，則應促使上焦能量沿著外焦路線進行疏散，而不是增加中焦壓力。若使用焦三仙則等於增加中焦疾病的援兵，援兵不除，再疏通也枉然。

·劑量

焦麥芽、焦山楂、焦神曲各五克，能實大便，解決大便稀的問題。

·附註

傳統本草的焦四仙，是在焦三仙的基礎上加焦檳榔，增加了細胞內物質的運動性。焦檳榔可運動細胞內雜質，清除大腸下部污濁，加大腸胃系統的排泄力，使污濁雜質通過大便排出體外。焦四仙，可調和中焦物質與能量運動，化各種積滯，有助於瀉下。

·應用的舌象

舌中焦高凸舌苔者。

14 白朮

·郭氏一言本草

增加中焦空間的水分、壓力，使空間能量轉入為細胞內物質（能量的細胞外運動）。

・路徑

從中焦空間轉入細胞內。

・臨床應用

增加中焦的壓力和濕度。中焦壓力不足，則細胞撞擊無力，細胞內物質向外輻射減弱，導致空間壓力不足，水分缺乏，進而使舌苔上的中焦區乾燥，少苔。

・效能

可以增加中焦的壓力、濕度和濃度，有補益作用。促進細胞撞擊運動。

・特性

能增加中焦的濕度，增加腸胃的津液，其壓力可推動腸蠕動，從而治療便秘，多用於氣虛性便秘和治療老年性便秘。

・劑量

五克。

· **應用的舌象**

舌苔中焦乾燥，少苔者。

15 丹參

· **郭氏本草**

增加胞內濃度壓力，打開樞紐（能量的細胞內運動）。

· **路徑**

促進內焦能量向外焦運動。

· **臨床應用**

疏通微循環。促進水分吸收。

· **效能**

行血活血化瘀為一體，增加細胞內物質的動力。

增加細胞內水分濃度及壓力，促進細胞內物質運動，化解雜質，通人體大小動脈及微循環。

· 特性

能疏通舌尖瘀滯，打開內外焦的樞紐，促進內焦能量向外焦運動。在細胞內高壓的作用下，促進細胞內物質運動產生熱能，使水分解、氣化，治療水走腸間引起的大便稀、次數多等症。

· 劑量

二克。

· 應用的舌象

舌苔是舌尖瘀硬之舌。

16 益母草

· 郭氏本草

化解細胞內雜質，促進水分代謝（能量的細胞內運動）。

· **路徑**

通暢細胞內物質運動。

· **臨床應用**

化瘀。減少水分。

· **效能**

行血、活血、利水通行三焦。

能化解細胞內雜質，調整細胞內外物質能量交換，使水分重新在體內分布均勻，並將多餘的水分排除體外，相當於發揮了大禹治水的理念。

· **特性**

促進細胞內物質運動，鼻衄、咳血、女性經期等出血者禁用。

· **劑量**

五克。

・應用的舌象

舌苔厚大，內含紅點之舌。

17 肉桂

・郭氏一言本草

增加下焦細胞撞擊運動，促進公轉。

・路徑

打開上焦與外焦的交接口。

・臨床應用

增加下焦溫度。促進任脈能量上升，打開能量樞紐。

若是下焦細胞撞擊減弱，壓力減小，使任脈能量上升減弱，推不動內焦能量向外焦轉化，將會導致上焦瘀久化熱，形成無根的虛火。肉桂可增加下焦細胞撞擊運動，增加壓力，產生熱量，使水分蒸騰氣上，上焦瘀熱的能量會輻射到外焦，沿外焦下降到丹田，中醫稱為「引火歸元」。

這在空間醫學上稱作「至實至虛」，把人體上焦漂浮的虛火統攝在一起，並沿外焦下降到丹田，這樣就會形成上下兩焦溫度和能量的差異，達到氣功「上虛下實」（即改變體質上盛下虛的狀態，使下部堅固，上身輕鬆，疾病自去）的狀態。在氣功修練上，則稱作「氣沉丹田」。

・效能

引外焦空間的能量歸於丹田，增加下焦細胞內的熱度。當下焦細胞撞擊力弱，溫度降低，會產生畏寒肢冷，而能量不足將會倦怠嗜臥；另外，當下焦水分吸收不了，導致便稀等症狀，這些情形可以用肉桂增加下焦細胞撞擊運動，同時促進水分吸收，任脈能量上升，達致公轉的暢通。

・特性

上下兩焦溫度的差異，其實就是能量運動障礙所導致的，若能恢復能量運動，自然能解決溫度差異，但這並非熱量的轉移，而是能量的運動自然能將寒熱調整正常，是由能量運動的雙調性決定的。

・劑量

五克。

·應用的舌象

舌苔上焦色紅、下焦水濕之舌。

18 白頭翁

·郭氏一言本草

清除下焦腸胃部空間，外焦命門到尾閭空間的污染（能量的細胞外運動）。

·路徑

從命門到尾閭。

·臨床應用

清除污染。加快外焦能量的下行。

白頭翁能將外焦濕濁吸收到細胞內，經過細胞內的研磨，消化輻射到細胞外，同時把研磨後的雜質透過大便排出體外。若是命門到尾閭濕濁過剩，將會阻礙外焦能量下行，導致上焦能量過剩，引起肺部等疾病，所以說尾閭是上焦的開口。

空間本草之二十五味藥中，蒲公英、獨活、桂枝、赤芍、栝蔞仁、九節菖蒲、海浮石、浙貝母、肉桂、杜仲、丹參等，幾乎都具有打開上焦與外焦的效能。當上焦打開之後，疏通到外焦時，存在著氣的感應，無論是以上的哪一味藥，都能感應到尾閭部位的溫潤感。

公轉暢通就是把入出口互相連接起來，形成環狀運動之後，入口也是出口。而白頭翁的路徑是從命門到尾閭，為返回下焦的入口，同時也會把上焦從出口出去的能量一起帶回下焦。這讓我想起在氣功義診時，郭老師教導我們，在做完能量調節時，都要在尾閭的地方增強能量，然後導引氣從下焦往上走，尤其是年老多病者。除了幫助小腸增強分清別濁的功能，也有助於上焦樞紐的疏通。

．效能

空間的污染來源於細胞內，白頭翁既能夠清除細胞外污染，又能夠清除細胞內的濁，使其從大便排出體外，所以能治療腸部濕濁過剩所導致的腸炎。白頭翁降低了從命門到尾閭之間細胞外空間的濕濁和壓力，相對增加了細胞內的壓力，因尾閭是上焦的開口，從而促進三焦向外焦的能量轉化，所以能夠治療肺部等三焦疾病。

尾閭部就是舌根，尾閭的濕濁在舌苔上就是舌根厚膩且水分過多。但如果舌根沒有水分，就非白頭翁所及。

舌苔出現白燥苔，可用生地，滋養命門至會陰處空間的津液。

舌苔出現黃燥苔，可用黃柏，來增加外焦區命門至尾閭段空間的潤度。

白頭翁在臨床治療上有三大功效：一、清除污染，二、治療腸炎，三、加快三焦能量向外焦轉化。

簡單而言，白頭翁「疏通航道」的方式，就是幫助小腸增強分清別濁的功能。所以，其功效和正負特性遠大於扁蓄、瞿麥和薏苡仁。

扁蓄，作用於人體下焦空間，可清除空間濕熱。

瞿麥，清除人體下焦細胞內濕熱，可涼血和活血。

薏苡仁，吸收空間的水濕，清除下焦的濕濁，增強細胞的回收力，推動能量上升。

‧特性

尾閭的清潔與否，關係到上焦樞紐的疏通程度，是外焦能量過會陰到下焦的必經之路。如尾閭部濕濁過剩，可用白頭翁清除，它就像清道夫，專清濕濁。

‧劑量

一至三克。

・應用的舌象

舌根厚膩。

19肉蓯蓉

・郭氏一言本草

增加下焦細胞濃度壓力（能量的細胞內運動）。

・路徑

促進細胞內物質運動。增強下焦（會陰區、人體內能量總根基，詳見第一百頁說明）能量的輻射。

在動意功氣功修練的路上，郭老師總強調「雪山地帶」是人體內能量總根基（具體位置在尾閭前方的一個區域空間）。

在站樁時，會強調壓氣、增加下焦的能量壓力，就是要在能量啟動時把能量駕馭管控在肚臍以下，不可以讓能量衝出腹部，甚至在靜坐冥想時，意念也要擺在腹部。其首要用意是要達到身體的下實上虛，才能增加「雪山地帶」能量的撞擊和輻射力。

雪山地帶這個人體內能量總根基，可以透過尾閭反應出來，年老體弱多病者用手觸摸尾閭時，就會感覺到尾閭部位是寒涼的；至於活力充沛的小孩和身強體健者，用手觸摸尾閭部位則感覺是溫潤的。

小方治病的原理和氣功修練一樣，用當歸是補地道，肉桂是引火歸元，肉蓯蓉是增加下焦細胞濃度壓力，促進下焦細胞內物質運動，目的都是為了增加「雪山地帶」能量的撞擊和輻射力。

小方用藥以直線型運動為主。雖然山藥可增加人體下焦空間能量推動物質的運動，能補脾肺腎，但因為他推動的是橫向運動，所以沒有列入空間本草中。

紫石英能啟動少腹的能量，然而，中藥材中最常見的是植物，紫石英卻是一種原礦石，所以不常用。

．臨床應用

補充下焦物質。通便。

．效能

又簡稱大芸。能補充下焦細胞內濃度，增加壓力，增加細胞內水分並促進細胞內物質運動，能達到通便的作用。

・**特性**

年老體弱久病的患者多用之。這個特性就是返老還童的作用。

・**劑量**

五克。

・**應用的舌象**

舌苔下焦高凸之舌。

20 厚朴

・**郭氏一言本草**

掏空中焦，減輕中焦的壓力，促進下焦能量上升。

・**路徑**

從尾閭部走向腹腔。

・臨床應用

斬疾病的援兵。減少中焦能量。
掏空中焦的能量物質，使能量回收到細胞內，轉化為物質。

・效能

能將中焦空間能量吸收到細胞內，減輕中焦細胞外的壓力。
人體內，下焦的壓力最大，一旦中焦的壓力減少，中下焦的壓力差加大，下焦的能量自然上升，隨之外焦能量向下焦運動，上焦能量向外焦運動，便促進了公轉的作用。以退為進，先以退讓的姿態來促進公轉的作用。

・特性

1降低中焦空間能量的壓力，為腎部能量充分運動騰出空間，所以可治療腰疼、尾閭痛。
2能斬斷上焦多餘的能量來源，如臨床常見的消化不良時，會感覺胃部有一股脹氣衝到胸口，而厚朴斬援兵，掏空中焦能量，就是避免中焦能量向上運動，給上焦帶來壓力。同時厚朴的路徑是從尾閭部走向腹腔，也會加快上焦向外焦的能量疏散，提高公轉暢通的運行速度。

· **劑量**

二克。

· **應用的舌象**

三焦隆起舌苔，舌中焦高凸的舌苔者。

21 葛根

· **郭氏一言本草**

引細胞水分到微循環（能量的細胞內運動到細胞外）。

· **路徑**

將水分從腸部細胞帶到身體各個部位。

· **臨床應用**

井中取水。濡養細胞。

· 效能

能提取胃腸的水分到肌肉，稱之為「井中取水」。
可減少腸間的水分，治療腹瀉。
能打開上焦到外焦的通道，治療上焦瘀滯。

· 特性

能使中焦水分向上運動。
舒展上焦細胞，把水輸送到外焦，通行人體各部，濡養肌肉，緩解肌肉痙攣、肌肉緊硬和痛等症狀，以及治療腹瀉。

· 劑量

三克。

· 應用的舌象

舌尖緊、缺乏津液，舌根水濕的舌苔。

22 杜仲

·郭氏一言本草

推動腎部能量向丹田輻射，引頭部能量往兩腎補充。

·路徑

補充腎部能量，並往丹田輻射。

·臨床應用

上實下虛。補充元氣。

人體能量應呈現上虛下實，而命門是加大下焦壓力的動力，其動力來源於上焦，因而命門是上焦壓力轉換到下焦的周轉站。若人體出現上實下虛的情況，是由外焦的能量下降減少所致，治療時應從周轉站入手。

杜仲可使腎部能量向丹田運動，補充下焦能量，同時增加外焦上下的壓力差，促進外焦能量下降，導引上焦的實下降，補充下焦的虛，恢復上虛下實的生理。

臨床應用在人體元氣虧虛的情況下，用杜仲可推動下焦元氣沿任脈向上運動，使督脈向任脈補充能量。用於老年心腦血管疾病和下焦虧虛、上實下虛者。

枸杞的味濃氣厚，會增加兩腎之間能量物質的濃度與壓力，而毛狗會增加腎部區域的動力，皆不符合運動本草的正負特性，以及在運動過程中以推動力、撞擊力達到補腎的功效，因此未列入空間本草中。

・效能

既能治療下焦能量不足，又能治療上焦能量壓力高，以及治療高血壓、腰痠腿軟。

・特性

杜仲可增加下焦的壓力，促進細胞撞擊運動，產生大量的熱量，能促進下焦的水分解並氣化上升，就像動意功氣功站樁時強調的「金鼎氣騰」。所以可治療大便稀、次數多的情況。

・劑量

三克。

・應用的舌象

應用於舌尖厚大，舌根空虛的水濕舌苔。

23夜交滕

．郭氏一言本草

能降低右心外側空間的壓力，增強右心的血液回流（能量的細胞外運動）。

．路徑

促進心臟血液回流。

．臨床應用

減輕右心房壓力。

．效能

降低右心房、右心室外側空間的壓力，增加右心房、右心室血液回流。

體循環的能量過剩，將會引起腿腫，導致舌尖左側厚大。治療時，應減少右側的能量壓力，促進左側向右側運動，均衡能量，屬於自轉能量，但它會阻礙公轉能量運動，所以臨床少用，或者是用於年老心衰的患者。

・特性

增加心臟的血液供應充足。

因此能夠養心安神，改善心神不寧、失眠、多夢等疾病；而全身靜脈血的回流得到改善，人體下焦的靜脈得以回收和提升，便間接促使督脈能量上行，所以能夠改善靜脈炎，以及由於靜脈回流不良問題而造成的其他疾病。

・劑量

二克。

・應用的舌象

舌尖左側高凸之舌。

24 炒酸棗仁

・郭氏一言本草

增大左心外側空間的濃度和壓力（能量的細胞外運動）。

·路徑

促進細胞外能量向細胞內轉化。

·臨床應用

增強左心房動脈血的輸出。

·效能

增大左心房、左心室外側空間的濃度和壓力，增強左心動脈血的輸出，加大動脈血液的流量。心臟有左、右心房和心室，循環有大循環和小循環，現代醫學在心臟病的治療上重視左心房和心室。但空間醫學對此有不一樣的認識，心臟血液的流動，與其回流有一定的關係，因此在治療上重視右心房、心室的回流。

只有加強了右心房、心室的回流，左心房、心室的血液才能夠正常輸出。這就是為什麼人在病重的時候都是浮腫，因為此時的回流有問題。一旦公轉暢通，能量的運動會使五臟六腑的細胞恢復正常功能。

因此，觀舌一定要以舌根為主，舌根是水的發源地，從舌根到舌尖的整體狀況改變了，身體也就恢復健康了。

・特性

1能夠暢通氣血，有安神定志的作用，能治療心血不足、心悸、失眠，以及由心臟引起的末端供血不良等症。

2促進細胞外的能量向細胞內進行轉化；有軟化血管、增加血管彈性，以及止汗的作用。

・劑量

二克。

・應用的舌象

舌淡軟無力。

或者是舌尖缺損的舌苔。

25羌活

・郭氏一言本草

使人體能量由下向上運動。

・路徑

從足尖直達頭部。

・臨床應用

促進回流。主任脈能量上升。羌活帶動人體能量由下向上運動，從足尖直達頭部。臨床應用上調整能量的方向和獨活相反。

・效能

促進內焦能量向上運動，起於足尖，止於頭部。能量在運動的過程中，會輻射並撞擊不同部位的臟腑，故可治療三焦內各種疾病。

・特性

能量的向上運動，能促進細胞內物質向上運動，促進下肢血液回流，治療腿腫。能量向上撞擊上焦，可促進上焦細胞的開合運動，並打開上焦到外焦的通道。

配伍不同的本草，可輻射撞擊影響人體不同部位的臟腑能量，比方說，黃耆可以啟動會陰部的能量，黃耆加上羌活可以輻射到人體的子宮部。

・劑量

一克。

・應用的舌象

舌質縱向瘀滯的舌苔。

小方煮法

1 備砂鍋。

2 加入三百至四百毫升的水。

3 以中大火煮，水開後掀鍋蓋。

4 再轉小火煮兩分鐘。

5 立即把藥湯倒出，一副藥只煮一次。

6 早晚各喝一半，於飯前半小時喝。

7 強調熱飲，小方治病的關鍵就是湯藥所散發的氣味。

空間醫學用藥大法

空間醫學用藥大法，以「調公轉暢通，袪其疾」為治療的總則。具體應用時掌握三個方向：第一步外焦要降，第二步上焦要清，第三步下焦要動。以「升、降、浮、沉」為基礎，以藥物的「氣」與「味」為工具，整體運用並調動了各部位空間的能量，以「推」、「宣」、「提」的方法使能量轉變成動力，促進人體內的清升濁降，以細胞群體的能量輻射為動力，整體地調整人體的功能，改善人體的病理變化。空間醫學用藥大法如下：

1 要形成一條線戰略

人體公轉是一條線運動，空間醫學用藥大法的關鍵以公轉暢通為總則，所以空間本草之二十五味藥，首先要掌握的是直接作用於人體公轉軸線上的運動。

在公轉這條線的中間不能夠受阻，絕不准許兩面作戰，形成兩條線運動。

小小方就一條線，蒲公英往上走，香附往上走，九節菖蒲往上走，這就是一條線運動，能量集中了，就能產生撞擊力，就起到小小方的作用。

如果舌苔前面凸出壟起來了，就要應用九節菖蒲這味藥。要是舌苔前面高了，栝蔞仁可以幫九節菖蒲開路，也可以用桔梗來開路的，這就是配伍方法。如果患者舌苔前面不高，沒有凸起，那麼使用香附就能夠推動九節菖蒲向前走。九節菖蒲和香附都是直接作用於公轉這一條線的運動，栝蔞仁和桔梗則是開路。

所以在醫病的過程中，把人體內部的症狀比作一堆能量，若想要健康，就必須把這堆能量（舌苔上高的地方就是能量高）推出去，這就叫能量搬家，從這裡搬到那兒，從那兒搬到這裡。在搬的過程中，後面要有推力，前方要有出路，而且禁忌是，一定不要搬到能量多的部位，也就是不能搬到舌苔上高的地方，這樣會造成堵得更多了，所以吃藥還不如不吃藥，本來還有點空間，你這樣一搬，全都堵住了，所以在能量搬家的過程中，要掌握上焦（舌尖）一定要有出路，不管從哪裡搬，上焦（舌尖）一定不要堵死。

在治病過程中，一定要先開路，把上焦（舌尖）的能量搬出去，上焦（舌尖）空了，中下焦的能量就能往前搬，問題就不大了。要注意，要是一起搬的話，就會堵住了，病就更麻煩了。

2 掌握藥物的運動方向

傳統本草中只有引經藥物，沒有研究運動方向，而空間醫學掌握了藥物的運動方向，且對藥物的運動有具體的研究，遠遠超越《本草綱目》。

比如蒲公英這一味藥，人體的各個空間都能走到，什麼地方能量高，什麼地方有轉移，就打掃什麼地方，所以不怕轉移，將全身打掃乾淨，見縫就鑽，有孔就入，鑽進去後打掃完了就走了，絕對不停留，所以不驕傲、不自滿。正是蒲公英走遍天下的特性，讓郭老師把蒲公英封為藥中之王。像黃耆、黨參，則是補上了還自滿，因為到了中焦以後消化不好，就瘀滯、憋悶，所以黃耆的佐藥是陳皮、知母。

用藥，一定要靈活，應掌握藥物的多變性，勿以一種理論、一種觀念局限住我們的思想，便發掘不到小方劑治病的神奇功效了。我們可以用開口的方式，也可以用推動原動力的方式，或兩者結合，在利和弊、能量多寡問題上，處方隨時變化，不要局限於本草的作用。

蒲公英若用七克就是補藥，大補元氣；蒲公英若用一克，就是清熱解毒；光記蒲公英清熱解毒是行不通的。

再以獨活為例子。獨活從頭開始走，使用獨活三克就能走到心臟後方，可以治療心衰，這是由於心臟後部增加了能量濃度，心臟得到了補充。使用獨活五克就能走到尾閭，可以治療尾閭疼，這是由於加大尾閭的壓力，會陰就啟動了，因而升清降濁，而會陰運動後則子宮部也運動了，所以獨活可治前列腺、婦科、直腸諸病；使用獨活七克，能從頭到足，就能治腳後跟疼。

因此，要掌握藥物的起點和終點，也就是藥物的運動學，這是自古以來沒有的新理論。

很多的本草稱栝蔞仁能清肺通便，它是怎麼清肺、怎麼通便？非常簡單，栝蔞仁能讓肺部的能量越過背部往下走，走到命門後，栝蔞仁就在下焦部位消散了，消散的同時，能量還在持續運動，帶動腸繫膜細胞運動，腸部就運動了，大便也就疏通了。

單純的去看《本草綱目》與《神農本草經》，學不到這些知識，只是死背本草。將本草用活、看活，就是本草的大改革。

空間醫學應用了能量輻射方向的不同，來改變人體的壓力和濃度，而中藥的引經藥物，就是使能量改變運動的方向。比方說柴胡，能使肝細胞的能量向上輻射；生麥芽能使肝細胞的能量沿膈膜由右向左運動；桔梗能使能量由下而上運動；香附使中間能量由下越膈而上運動，所以它們都是改變能量運動方向的引經藥，但是傳統本草沒有觸及此議題，僅談了引經藥。

沒有目的、沒有方向的疏散，就沒有一個統一的領導和力度。空間醫學按摩就掌握了能量運動的方向性，是讓能量按照公轉大道的軸線去運行。所以，不用怕癌症轉移，只要是按照我們的方向轉移，就能夠發揮衝擊的效應，改變人體能量物質的效應。

在處方的過程中，要懂得藥方如何隨機應變。

在用藥上，處方上非常快。一看舌尖，舌苔上頭（近尖頂處）厚，舌苔下邊（近舌根處）薄，厚的表示上頭淤積多、壓力高，薄的表示是能量不足、壓力低，舌苔下邊薄的推動不了上頭厚。空間醫學小方竅門就是，上頭厚，要用麻黃瀉上頭，能量就從細胞外跑到細胞內，底下不用給推力，能量一下子就上去，就能推動公轉能量的運行。如果要以下邊那一大片能量不足、壓力低的薄苔，向上去推動上頭淤積多、壓力高的舌苔，就必須用厚勁推，就要用黃耆、毛狗、杜仲、山藥從下方往上頂。所以方就大了，這也是傳統用方的觀念。

所以治病看兩頭，不要管中間，兩頭一通，中間的問題自然解決。中間有一個腫瘤，兩頭動，中間自然好，所以郭老師說空間醫學是醫學的改革。改革的根據是五行運動，而五行運動的根據是郭老師修練的體會。在用藥劑量上，巧妙應用藥與藥之間的比例關係。用藥的比例就是調整好升與浮、降與沉的關係，都是辨證關係。例如，當下焦或是下肢能量過多，或是能量皆聚集於下焦部位及以下時，必然會形成下焦以上能量的不足，因此，必須將部分多餘的能量調節至不足處，或是將能量由下往上推動，才能治病。

透過郭老師講解小方的原理，讓我深刻體會，空間醫學用藥就能使生命能量從能量高的、壓力大的，運行到身體的另一個能量低的、壓力不足的部位，新的能量才能補充，新陳代謝才能改變，人體才能健康。空間醫學的這個理論，是從動意功、治病手勢發展而來的。無怪乎郭老師經常的說，沒有昨天的氣功，就沒有今天的空間醫學。

3 推動產生撞擊的能量火花

人體的細胞都有運動，而且是相互撞擊的運動，這就是為什麼郭老師不主張所有的癌症腫瘤都要做移除手術的原因。人體的動力就是治療的關鍵，調動動力就能治病。但是應認識到，人體五臟的位置並不對稱，如果是對稱的話，各個細胞的撞擊力度就小了，正是因為不對稱，這個細胞群的輻射才能對其他細胞群產生推動和撞擊。

小小方的關鍵，就是因為能調動動力，使三點連一線，其上的動力能產生推動作用的連鎖效應，如果小小方會使三點產生牽制的作用，就無效了。小小方與傳統醫學的大方截然不同，傳統大方是大平原的作戰方式，這種大面積掃平時所受到的阻力大，所以效果差。小小方因為是一條線的作戰，掌握了藥物運動方向，目標性強，撞擊力強。人體的動力是人體生存的關鍵，動力必須強且快速。

要產生能量之間的相互撞擊力，就要巧妙地應用藥的比例關係，如黃耆三克、桔梗四克，能量即可向上補充。同時，因向上推動力會產生加乘效果，如黃耆七克、桔梗十克，就相當於三十克黃耆、六克桔梗的效能。這又是個辨證。

空間醫學沒有治胃病這一講，因為讓能量撞擊胃部，胃就恢復健康了，所以只需要能在胃部產生撞擊的方劑。

使用香附、浙貝母時，香附把中焦的能量升上去，而浙貝母把肺部的能量降下來，上下兩股能量把胃部撞擊開，胃部運動了，就健康了。使用桔梗、羌活時，羌活可啟動下焦的能量向上衝，桔梗在兩肋部接力向上拉，中間的胃部受到撞擊，就健康了。使用黃耆、桔梗時，黃耆啟動下焦能量向上衝，桔梗在兩肋部接力向上拉上，所以胃就好了，從下焦到兩肋之間所有的病也都治了。能量所過之處即是恢復功能的方法，又是治病的方法。空間醫學講藥物，掌握治什麼病，只要能量通過就行，問題就解決了。

空間本草特性上的新創見

藥物具雙調作用

空間本草具雙調作用，所以小小方不主張用補藥及瀉藥。強調公轉暢通，公轉的起點是瀉。在瀉的過程中，能量向上走，向前走，就是撞擊，就是力度，就是補。因而公轉包含了汗、吐、下、溫、清、補、和、消。所以處方時，不要單純應用瀉藥或表藥。在運行過程中，能量、正氣缺乏之時，它可以留下成為補；人體正常時，它可以穿過，又有一個撞擊的作用。

所以，人體的細胞要恢復正常，必須有一個力度在撞擊，關鍵不是補或瀉。掌握起點和終點是空間醫學在用藥方面的改革。每一味藥的起點即是終點，終點也是起點，可使能量相互循環貫穿，所以每一味藥都兼具瀉和補雙調、正反面作用力，從起點到終點就達到疏通調和作用。這就是空間醫學用藥的特點。

傳統醫學是一，空間醫學是以一帶三，不講歸經，打破歸經的框框。以一帶三也就是三點成一線，以一味藥替代多種藥物，且在後續會產生效應。

以白頭翁配杏仁、厚朴時，杏仁是在肺部作用；厚朴是在腹部作用；白頭翁是在中間作用，三點成一線，能治療哮喘病。能量從肺部開始，過外焦、會陰，到腹部。倘若到腹部不運動了，肚子會脹，而厚朴能解決此問題，且會形成新的能量並向上撞擊，又是一個起點。三點一線上的細胞將會被帶動，有利於身體素質的改善。任何一味藥都可以是起點，也可以是終點，能量相互循環貫穿。唯有如此，看病才不會產生後遺症。這是空間醫學的處方原則。由於人體的運轉是永恆的，所以空間醫學強調了公轉問題，公轉要周而復始。

張仲景有桂枝、厚朴、杏仁湯，桂枝針對背部，杏仁針對肺部，厚朴針對腹部，這也是三點，但沒有具體的起點，也沒有具體的終點。調的地方是起點，到的地方是終點，這就是處方的靈活性。

有的說練氣功不會治病，但不治病的話，身體怎麼就健康了？這是因為恢復了細胞運動，所以動意功氣功站樁也是兼具了雙調作用。例如，有一個人是心臟動力過速，另一個人則是心臟動力不足，會胸口悶、出現精神倦怠、走路容易喘，兩人練完動意功後，心臟動力過速者的細胞運動變慢了，而心臟動力不足者的細胞運動變快了，因而能祛病強身。空間醫學的藥物具有練功的雙調作用，每天喝兩口蒲公英、獨活，身體會比練功更好，因為蒲公英、獨活啟動了人體細胞運動，就打通並連結了任督二脈。

香附非常重要，它作用在中焦，能連接下焦與上焦的暢通，使上焦有力，下焦暢通。香附暢通三焦，三焦不通則百病難治。

蒲公英補充下部，香附連通上下，當歸補水，佩蘭去水，細胞的開合由桂枝負責。獨活則讓能量從上向下降，如果前頭的能量上升卻不往後降，則容易患高血壓。獨活從頭部走到足部，沒有任何藥物能夠阻擋它從天入地。蒲公英是入天，蒲公英和獨活分別代表天地，公轉運行，天地相連。

運用藥物時，既要看到藥物的正面，也要看到藥物的反面。如中焦空間水分不足，而用當歸能增加全身空間的水分，但我們只要增加中焦的水分，用當歸似乎是大兵小用了，哪味藥能增加中焦空間的水分？白朮。生白朮是瀉藥，炒白朮是補藥，一個補、一個瀉，是指中焦空間水分的多與少的問題。生白朮能增加空間的水分，因此是瀉藥。

若是在血液循環中有瘀滯的情況，那麼如何解決血液中的瘀滯？要清除河道。從舌頭辨證，如果舌苔下的舌質拱起來，表示舌苔下有淤泥，就要用赤芍。赤芍是清除河道的主要藥物，舌尖的瘀滯也用赤芍，若要它能發揮猛烈的作用且運動速度快，只需要一克。

著重藥物的能量效應

空間醫學注重藥物的升浮，藥物作用的面就很廣了，因此在使用藥物的時候，只須幾味藥就行了，因為空間本草的一味藥可替代多種藥物，也就是「以一帶三」用藥法。

下焦要動，重點在會陰、丹田、少腹這三個地方，每一個細胞都運動起來，所輻射的力度是向上運動。掌握一個原則，就是物質動起來，空間的能量撞擊起來。

傳統醫學以清升濁降為主，只有下焦能量向上撞擊，才能達到清升，唯有清升才能達到濁降。傳統醫學講諸陽，所謂諸陽，就是諸氣運動。這要如何理解？空間醫學與現代科學及傳統醫學理論結合，動就是陽，唯有動才能產生力度。空間醫學講動力，第一個動力點就是人的會陰，即下焦。

以蒲公英為例。蒲公英能使會陰周圍細胞都運動起來，細胞動了，必然有輻射，而這些輻射出來的精微物質，中醫稱之為「氣」，實質上是什麼氣呢？是水汽。因從細胞內部輻射出來的，必然是水，水汽運動向上升，是為升清，而且這個氣是從細胞裡面運動出來的，因而傳統醫學講「氣為血之帥，血為氣之母」，沒有細胞就沒有細胞的氣。所以補充下焦運動，就是啟動細胞，會陰就動起來了。

蒲公英、黃耆、人參都能啟動下焦，但各有利弊。蒲公英在運動過程中，由於氣味特別薄，能夠疏散熱量，蒲公英用量二克就是消炎、清熱解毒，治療咽喉炎、尿道炎、膀胱炎。又因為蒲公英走竄有勁，沒有阻力，無孔不入，這樣能產生少腹部的擾動和撞擊，達到了能量充足，所以蒲公英用量七克可大補元氣。

傳統本草講蒲公英消炎、清熱、去火，但沒談到蒲公英的作用是什麼。空間醫學講藥物學與傳統醫學不同，認為蒲公英能讓少腹運動起來，使得腸細胞運動，腸部就蠕動了，因此能治療大便乾燥；也因為腸細胞的運動、腸的蠕動、腸功能的調整，就治療腹瀉；能量在下焦部位滾動，因此下部所有的臟腑，例如腸、前列腺、子宮等，它都能影響到。之後進而使能量向上走，這對中焦又是一個動力，也是推力，中焦的氣機興奮起來後，胃部和肝臟等公轉的中段都會運動，恢復了該處細胞的本來面貌，所以蒲公英又治胃病、胰頭癌、腸癌等等。也因為蒲公英能讓少腹運動起來，騰空了少腹的壓力，對外焦具有引的作用；背部命門到尾閭的部位能量向前補充，外焦能量向前走，達到了外焦的新陳代謝作用，所以蒲公英又治療椎間盤突出、腰椎病、腎臟病。這就是為什麼絕大部分的小小方患者的藥方中都有蒲公英。

為什麼栝蔞仁有疏通大便的作用？因栝蔞仁從人體的舌尖部向外焦走，能走到命門，而所轉之處、所動之處都是治病，這就超越了古人的本草。栝蔞仁走到命門時的力量向腹部內部滲透，往腸繫膜滲透，能增加腸部的蠕動，所以栝蔞仁能夠通利大便，這也是自古以來沒有看清的問題。命門運動了，又會使命門下部的肌肉運動，所以栝蔞仁又補腎，如中間不通，使用栝蔞仁三克、香附兩克，這兩味藥就是一個方，能在人體內部轉起來，所轉之處、所動之處都是治病，所以可以治高血壓、肺部病變、喘、腰疼、腎炎、腎臟病、腰椎間盤突出、肚子疼、婦科病、胃疼。勿認為藥方小，空間本草的一味藥能夠代替多種藥物，所以超越了古人的本草。

浙貝母能夠讓胸部的能量越背而下，達到命門，能使命門、腎臟周圍的細胞都運動，所以浙貝也有補腎作用；浙貝母還能治乳腺炎、乳腺癌、乳腺腫塊，因為它把胸部的能量都搬到了背部，這些乳腺上的腫塊、腫瘤就沒了。

所以我們要看到本草的本質，有的人會喘，這種喘是肺部後側細胞運動失調，我們就把肺部的能量搬走，所以《傷寒論》中用桂枝加厚朴杏子湯，因為加厚朴，可以把中焦的壓力降下來，下焦的能量自然往上提升，經過中焦把肺部能量推動到外焦，肺部的壓力降低了，所以患者就不會喘了。

用空間醫學的理論可以解釋傳統的各種藥方，並無矛盾之處。有的人說，空間醫學的處方和傳統醫學的處方不一樣，其實是一樣的，只是在用藥上簡化了，傳統醫學用五味藥，而我們用一味藥代替了這五味藥，所以空間醫學小方其實不小。

獨活使能量從百會向下運動，給內焦向上運行的藥物打開道路，所以蒲公英和獨活能夠促進公轉，因為獨活把前面的路打開了，蒲公英就可以前進了，所到之處、所過之處都是解放區，這就治病了，是治療一切疾病的綱領。

有人說，香附和獨活，或是九節菖蒲和獨活，也能夠促進公轉，是治療一切疾病的綱領或關鍵，這些都對。因此，不要拘泥，不要只看一點，能夠使公轉轉起來的方法，都是小方的力量。在開小方的過程中，不要去記本草那個藥治什麼病，我們要記的是，藥物能使人體什麼地方騰空，能在什麼地方增加壓力。

一種藥物後續產生的連鎖效應

研究藥性，應從藥物的主治功效返回去研究藥物的本質，才知道它在人體內部的真正作用。用藥要看到藥物的主攻方向，更要看到它的反面效應。不能只看到主治，還要看到主治後所產生的效應。

空間醫學在用藥上的特殊之處，在於關注了藥物的反面效應，也是我們講症狀不講病名的基礎，傳統醫學對此無法理解。傳統醫學的醫師要理解空間醫學的理論，入門也非常難，因為丟不掉傳統的方法和框框。研究藥物是研究它的作用和反作用在人體的效應，這是用藥的基本方法、基本前提，也是空間醫學用藥的前言。空間醫學治療疾病總則，以調整人體空間為主，透過人體空間能量撞擊、混化、異化，使人體功能恢復正常。

所以，這是辨證的。

葛根可治頸椎病、肌肉病，由於肌肉輕鬆了，胸部的能量疏散得快了，胃部的能量自然加速向上疏散，所以葛根也治胃。在用藥上要注意，一種藥物治療疾病後所產生的連鎖效應，這是空間醫學用藥的奧妙。

香附是引中焦的能量向上升，治婦科病的十個醫師有九個用香附。香附把中焦打開，能量向上去，下焦的能量必然向上補充，子宮周圍的壓力減少，內部就調和了。用香附、川芎這兩味藥治子宮病，這一付藥可以吃一個月、兩個月、三個月，無任何副作用。

假設子宮有血，加藕節，這三味藥加起來，也可治前列腺疾病，因為下焦的能量減少，壓迫前列腺的能量減少，下焦的能量運動加強，前列腺就恢復了，所以也治前列腺。

如果少腹痛、腿痛，香附、川芎也能治。這樣就解放思想了，要研究所有功能的影響。香附、川芎這兩味藥的影響就是下部空，能量運動快，使得各種功能正常。能量運動快了，還能治腰部、腰椎間盤突出。

我們應該運用其功能作用，解放思想，不要光背本草，你說香附治婦科病，我說香附能治腰痛、治腿痛，這就是奧妙。

一個小小的處方能治各種病變，反過來加一味藥，桔梗、香附、川芎，桔梗著重人體的上焦，川芎解決了人體下焦的血脈，香附著重人體的中焦，這三樣藥治膈肌痙攣、打嗝、胸部脹氣、各種胃病、糖尿病、肝臟病、婦科病、下肢病、腰背病，你相信嗎？桔梗讓上焦空了，能量往上焦補，因此中焦空了，接者下焦便會往中焦補，能量的運動就是局部好的能量向其他地方運動，就是補；需要運動的能量向其他的地方運動，就是瀉。瀉補同治，因而治療各種疾病，所以治病是越來越簡單。

我經常反覆地去聆聽郭老師講的本草課，可以這樣顛覆古老本草，是傳統經典沒有教的。尤其每一味本草所起到的後續效應，就是決定調整人體的關鍵。

所以人體的癌症，可以用任何藥去破解。但首先思想要有大的變化，才能跟上郭老師對醫學的改革，也是對醫學辨證法的改革。

小小方治病

老子說：「柔弱勝剛強。」剛強，是一種強大的力量。為什麼柔弱的力量，卻勝過剛強？因為這個世間是一物降一物。

按照《道德經》的規律，天下萬事萬物，包括人，只有相生和相剋兩種關係。矛盾的兩個元素，順之，則相生；逆之，則相剋。

強力，能讓人暫時屈服；弱力，潛移默化的力量，卻在不經意間影響和改變一個人。

小小方以微觀制動

小小方汲取了道家「物極必反」、「以靜制動」、「以柔克剛」、「後發制人」等思想。「微觀」和宏觀相反，指不可被肉眼測量與觀察的物體，比如說組成人體的細胞就是微觀；「制動」，是指小方在動力點的基礎上統一運動，統一能量的撞擊，越統一，越不分散力量，撞擊力越大，能量就越高。所以我們在小方運動上，一定不要去分散它的力量，要是分散它的力量，就等於撤消了它的原動力。不要怕力量集中，力量越集中，衝擊力越高，衝擊力度越大。

所以在用藥上，一定要掌握它的力度點，不要擴大力度點和面積，面積越小，撞擊力越大。就和水庫一樣，就怕螞蟻洞，如果有一個螞蟻洞，整個水庫都會潰堤。為什麼？螞蟻洞雖小，但水的壓力大、動力大，撞擊衝擊快，所以一個小小的螞蟻窩能夠毀壞一個水庫。小方也是一樣，不要看小方氣味小，就是氣味小，在鑽縫的過程中才便捷，所以人體的能量運行力度大，撞擊力也大。

從「物質、能量、信息」到「信息、能量、物質」，空間醫學強調調動人體信息，透過能量運動來撞擊及改變人體內部細胞的運動，從而改善和恢復人體功能。

人體空間醫學發現了人體空間精微物質的存在，發現了人體空間「象」的變化，「象」的物質基礎是能量，是空間流動的精微物質。與實體物質相比，人體空間精微物質即是一種微觀的存在。人體空間醫學強調「微觀制動」，用一點小小的力牽動很大的能量運動。好比分子結構，只要動一個分子，這個結構程序、結構式子、性質，整個都變了。

微觀上的變化牽扯到整體的變化。所以，用藥一克要比三十克的效果更好。在吃藥的方法上，喝半口比吃一袋的效果要好。

在空間醫學治療上，都應用微觀制動。比如晃足療法，只有簡單的兩個動作，只從足部入手，但對全身的疾病都有比較好的治療效果。而且在晃足的過程中，晃動幅度越小、頻率越高，效果越好。再比如靜養療法，人躺在床上，按摩師只是點按膻中，輕輕晃晃腳，但是內部的微觀在進行調整，目的是把細胞內部的物質遷移到細胞外空間，使之在空間中參與混化、異化，生成有利於人體健康的新的生命物質。

小小方最典型的代表，就是以微觀制動的方法，以「千里之堤，潰於蟻穴」的觀念，為所有的疾病做出能量的調節，包括郭老師在臨床上所治療的癌症。

千里之堤，潰於蟻穴

空間醫學對於癌症的治療，採用的是小小方治病，經臨床實踐證明，小小方能夠調整人體公轉，對於癌症的治療有著切實的效果。

舉例來說，傳統本草認為，蒲公英具有清熱解毒、消癰散結、利濕通淋的作用，歸肝經、胃經。空間醫學認為，蒲公英的作用範圍，下起會陰，上至背部外焦區域，用量可以在一至七克之間。用量小，則味淡，可散，在人體內部無孔不入，是治療癌轉移的首選藥物；用量大，則味濃，可補，且補而不滯，無副作用，是補中的上品，勝於黨參與黃耆。

郭老師曾這麼說明：「對於癌症，不宜用大方和解毒方攻下。大方者，動臟腑經絡，其味濃，動則力緩，其邪勝，動則乃塞其路，故而不通，大病難癒。小方者，以柔克剛，疏而散之，公轉化之，變廢為寶。補不留形，散不丟精，活不致滯，化滯為活。開路為綱，先天行之，後天補之，功能調之。」

所以，郭老師主張癌症不宜用大方，但是疏散的過程中，亦各有其精闢的見解，以及給予癌友在康復過程的分析與建議。

空間醫學對癌症精闢的見解

1 癌症不宜用大方

空間高能量的積聚形成癌症，能量的積聚程度決定癌症的嚴重程度，能量密度越大，癌症越重。解決的方法是疏散能量、降低密度，才能恢復細胞運動。

疏散的過程中，要循序漸進，不可急於求成。大方，藥量大，藥味濃，氣味重，在人體內部空間走動緩慢，往往積聚在人體下部空間，易瘀滯，不易疏散，而影響下焦的通道，在散淤的過程中，下焦空間不能容納所疏散的能量物質，所以疾病難癒。

小方，藥量小，藥味淡，氣味輕，在人體空間走動迅速，歸於公轉。公轉的過程，即是進行全身調整，是關鍵中的關鍵。

小方就是利用那點氣和味，氣味越淡在人體內走動越方便，走竄勁越快，就如同交通堵塞的地方，汽車過不去，而自行車能通過的道理，小方速度快，撞擊力大，細胞運動的輻度越大，治療疾病效果好。

在公轉過程中，高能量在運行中自行參與混化、異化，自然得到消散。人體沒有邪氣，所謂的邪氣，是正氣之聚也，邪氣散開，就變為正氣，變廢為寶，也就是能量的再利用。所謂的「毒」，為濕勝、淤勝、熱勝或淤而不行。所謂的「滯」，可能是燥勝而無津，也可能是濕勝而阻經。「毒」和「滯」的問題都可以透過公轉加以解決。

我們認識到癌症不宜應用大方解毒攻下，應用小方以和為貴，不直接針對病灶，而是透過暢通公轉來化解矛盾，化解能量的積聚。

傳統中醫認為：癌症是毒陷邪深，治療癌症必須攻毒祛邪、「以毒攻毒」，例如，蟾蜍、蜈蚣、毒蛇、硇砂制劑等都是癌症治療的要藥。但所有「攻毒」藥物都有相當毒性，即使小量長期服用礦物類藥物，也有蓄積中毒之弊。植物類藥物則常導致胃腸功能受損，耗傷內液，使患者十分虛弱的身體雪上加霜。

2正確認識癌症的轉移

癌症的轉移並不可怕，空間醫學認為癌症的轉移不是癌細胞的轉移，而是高能量的輻射。這種高能量的輻射導致了其他部位的癌變，同時在臨床實踐過程中發現，癌症的轉移有一定的規律，這種規律性與癌症的特點密切相關。

人體內部能量總是從高到低的運動，傳統中醫五行之間相生相剋的關係，都與能量運動的特點有密切關係。同時，人體能量的總體運行遵循公轉，癌症的轉移與公轉的方向一致，都是往本部位能量運行的出口方向轉移，臨床可見直腸癌轉肝的，胃癌轉肺的，肺癌轉胸椎的，多發性腫瘤的轉移也都是遵循著這一規律，而少有逆向性的轉移。

癌症的原發部位能量的運動出口，是癌症的轉移之地，也就是四焦的循環轉移，所以癌症轉移並不可怕，無論轉移與否，治療方法是一致的。

不手術、不介入、不化療，小方治病是採用傳統中醫的整體觀，人體是一個整體，癌也是生命有機體的組成，宜善待之、轉化之、疏導之，如果從物質的角度入手實施化療或手術切除，有形部位得到根除之後，雖然可以解決暫時的問題，但容易復發和轉移，因為空間的高能量積聚得不到疏散，無形的能量沒有得到根本的解決，仍將改變有形的物質實體。所以，很多癌症患者在手術之後仍然出現不斷轉移的情況，而且手術、化療非但不能從根本上解決問題，還引起了一系列的連鎖反應，破壞了人體固有的精華物質。

空間醫學認為，要想治病必須轉移能量，首先是氣血暢通，這就是轉移，暢通疏散都是轉移。但要人為有計畫的轉移，進行能量搬家，同時主張小搬家，零碎搬家，全部轉移到公轉路線上，轉移到人體四海中，化廢為寶。疾病要分流，能量要分流，以改變疾病和病灶的性質。如傳統醫學講的五行：腎水生肝木，木即是水的出口處；肝木生心火，火即是木的出口處；脾土生肺金，金是土的出口處；若土的能量大了，則用金的能量改變。這就是為什麼要去掉病名，只注重症狀，注重能量出口處的原因。能量的更新，就是物質；能量的轉換就是細胞內部的物質更新。這是調整治療疾病的訣竅。

給予癌友在康復過程的分析與建議

1 治療中的有利與不利因素

接受放射治療和化學治療三、四個週期以下的癌症患者，以及未經過手術的癌症患者，因為對人體正氣的損傷比較小，都可以及時治療，疾病有望緩解、好轉或痊癒。如果接受放射治療和化學治療四個週期以上，或已經做了手術的癌症患者，以及中晚期癌症患者，已有大量胸腹水並累及心臟，人體空間能量損傷過多，正氣已衰，在治療當中是非常不容易再逆轉了。

因此，空間醫學在治療任何疾病時，不是盡力去治病，而是調節人體空間通道上的壓力和濃度，目的就是保養正氣。

2 西醫治療與空間醫學用藥

化療

化學治療會損傷人體空間裡的能量，使空間裡的能量少了，進而使能量高向能量低的輸散，但是能量不足，導致人體的正氣不足，這也可以說是在消耗人體正氣基礎上的能量重新分配，所以化學治療之後仍有復發的。

空間醫學講點、散、統一、聚、變，先把能量疏散開之後，再把能量統一並集中，只有統一了，量變才能達到質變，讓這個「變」達到高度的統一，才能達到聚變，而只有聚變，身體才能有變化。

所以，化療是對整體陽氣的損傷，臨床給病人用藥時應用蒲公英七克，目的是要增加人體的動力，固本培源，增加元氣。

介入

介入是透過打入介入液，例如，肝癌晚期做介入，其實就是注入肝動脈栓塞和化療藥。其原理就是希望把肝臟的動脈血管堵塞，不讓血液通過，不給腫瘤供養，也就是想把腫瘤餓死，以此達到治療效果。

介入對人體細胞膜內部造成的損傷，會使細胞內的能量不能向外輻射，是局部的壟斷，不能使細胞正常的消化吸收，所以疾病還會加劇。對於癌症做介入的病人，可少量應用桂枝來化解細胞內壁的細胞運動，《傷寒論》強調桂枝調和營衛，現代來講就是調節細胞內外，細胞壁空間運動失調了，就由桂枝主治。

輸液

現代醫學講滲透，輸液用藥有等滲、高滲液體。等滲液能使細胞內液向外部滲透，因此可解決缺水、虛脫等症狀。高滲液能使細胞外的能量物質向細胞內回收，因此細胞外液向內滲透，可解決浮腫。輸液也是改變細胞內外的壓力，均衡細胞內外的液體，促使細胞開合，所以要掌握輸進的液體量，如果大於輸出的液體量就麻煩了，而且過量持續輸液，也會引起心臟負荷加重。因此，對於癌症後期，郭老師不提倡液體療法。癌症後期的病患，本來細胞運動就慢，不利尿就沒有尿，要是再給細胞裡面灌點水，細胞負擔更大了，更不動了，就出現腹水了，因為液體出不來。所以各種疾病後期都不主張輸液，輸液是增加人體內部的濃度，增加細胞運動的負擔，減少了正氣，越輸液越麻煩。

疾病嚴重者，一定要確保人體的動力，確保人體的正氣，唯有如此，細胞有了輻射力，才能逐漸恢復健康。很多疾病後期的患者都是鏡面舌，舌頭上沒舌苔、很光滑，這是因為細胞不運動，缺乏輻射力。舌苔是細胞運動輻射到空間而形成，細胞不運動了，沒了輻射，就沒有胃氣了，也就失去了生命力。

小結

臨床上常常可以看到某些晚期腫瘤患者採用以中醫為主的中西醫結合治療後，雖然腫瘤體縮小得不理想，但是患者的生活品質較好，帶腫瘤生存或與腫瘤細胞和平共處多年，不能說這些病例治療無效。這從某種程度上印證了「腫瘤的治療有時並不需要腫瘤體完全縮小與消除」的說法是正確的，機體對治療的反應是最重要的。

臨床中也發現許多癌症患者在手術和放射治療後身體極度虛弱，這就是人體固有精華物質遭到破壞。人體的空間是細胞開合所輻射出來的精微能量物質，當施行手術以後，空間的精微物質就消散了。人體的免疫系統能增強免疫力，而免疫系統的物質就是空間精微物質的運動成果。一旦免疫物質疏散消失，手術以後再補多少液、多少氣，患者也是沒勁了。人體空間的精微物質，是細胞上萬次吞吐才得到的精華，在受到破壞之後，要再恢復是不容易的。

人體要有充分的動力，必須使患者的細胞開合正常，才能使細胞消化吸收，新陳代謝才會回復正常。

空間醫學的小方治病，是使用中草藥來開合人體的細胞，均衡細胞內外的壓力，並朝向公轉整體統合的方向，來達成整體壓力的調適，確保氣機運行暢通。對所有疾病和症狀都採取這個觀點，沒有例外。

後記／看見生命最初的本能，與道合一

許多人都說，我跟隨郭老師學習了二十年卻沒能行醫，為我深感遺憾。其實，能重新整編空間醫學做為各位讀者的參考，是在做更有意義的事，這將是我莫大的榮幸。

我在一九九三年得遇良師郭老師時，在拜讀了動意功書籍後，就有著要和郭老師一起合著書籍的宏願。

我的心願達成了，謹將此書獻給我最敬愛的郭志辰老師。

同時，也藉以緬懷先祖的付出。在祖父離世多年以後，我才從長輩的口中得知，祖父的中藥店仁生堂所傳之百草驗方，論其歷史至少可上溯五代，並有百年以上實踐之功力。客家先民，在歷史上即以善於遷徙聞名，因此肚兜隨身存有某些藥草、偏方、驗方，乃至於秘方，就像是隨身御醫，以便於緊急時取用。嗣經日積月累，將靈效驗方整理匯集為文後，遂得以記錄傳承於後代。我才得以明白，為何祖父視繼承並經營仁生堂中藥店，便是延續家風、傳承家道之所在。雖然我沒有繼承家業，但在重新整編空間醫學時，我把客家先民的傳承，一起融入於空間文化中的根源，以慰先祖在天之靈，表達我的思念和感恩。期望人人都可在家嘗試簡易的保健良方，希望大家能建立正確的傳統醫學知識來保護與幫助自己，做自己的御醫。

同時，我也以最感恩的心將此書獻給郭老師所有的學生，以及諸同道的共同努力。

祈願閱讀本書的每一位讀者，都能公轉暢通，走向返璞歸真的道路，看見生命最初的本能，與道相遇、合一。

JOYFUL LIFE

16